HISTOIRE

DE LA

MÉNINGITE CÉRÉBRO-SPINALE

OBSERVÉE AU VAL-DE-GRACE EN 1848 ET 1849.

HISTOIRE

DE LA

MÉNINGITE CÉRÉBRO-SPINALE

OBSERVÉE AU VAL-DE-GRACE EN 1848 ET 1849

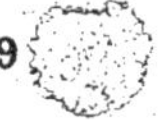

PAR

MICHEL LÉVY,

Médecin en chef et premier professeur, officier de la Légion
d'honneur, etc.

PARIS.

IMPRIMÉ PAR E. THUNOT ET Cⁱᵉ,

Successeurs de Fain et Thunot, 26, rue Racine, près de l'Odéon.

—

1849.

HISTOIRE

DE LA

MÉNINGITE CÉRÉBRO-SPINALE

OBSERVÉE AU VAL-DE-GRACE EN 1848 ET 1849;

PAR

MICHEL LÉVY,

Médecin en chef et premier professeur, officier de la Légion
d'honneur, etc.

PARIS.

IMPRIMÉ PAR E. THUNOT ET Cⁱᵉ,

Successeurs de Fain et Thunot, 26, rue Racine, près de l'Odéon.

1849.

A

L.-J. BEGIN,

AU MAITRE ET A L'AMI.

MICHEL LÉVY.

L.-J. BERLIN,

AU MAITRE ET A L'AMI

MICHEL LÉVY.

EXTRAIT

de la Gazette Médicale de Paris. — Année 1849.

HISTOIRE

DE LA

MÉNINGITE CÉRÉBRO-SPINALE

OBSERVÉE AU VAL-DE-GRACE EN 1848 ET 1849.

Une maladie qui s'attache avec une fatale prédilection à l'armée exerce depuis dix ans les efforts de l'art et les investigations de la science. Il est aujourd'hui peu de garnisons importantes que n'ait visitées la méningite cérébro-spinale. Paris, épargné en 1839 quand cette maladie sévissait à Versailles, lui paye son tribut depuis plus de seize mois, et n'en est pas encore affranchi au moment où nous écrivons ces lignes. Des petites épidémies de méningite qui ont été observées en France, aucune n'a persisté si longtemps dans la même localité ; il semble presque difficile qu'après une si longue durée, la méningite s'efface entièrement du règne pathologique de Paris ; les cas qu'elle fournit encore témoignent de sa vigueur non épuisée, et l'on se demande si Paris verra, comme le Caire au temps de Prosper Alpin, s'introduire dans le groupe de ses maladies épidémiques « ces *phrenitides exitiosissimæ homines paucis horis perdentes.* » (DE MEDICINA ÆGYPT., lib. I, cap. XIII, p. 49.)

Cette citation répond à une question souvent posée : la méningite cérébro-spinale n'est point une nouveauté ; confondue avec les fièvres céré-
brales, ataxiques, nerveuses ; perdue dans les énumérations banales et
dans les généralités graphiques des épidémistes et des chroniqueurs de la
médecine ; mêlée à d'autres épidémies plus considérables, comme le typhus,
et rattachée à ses manifestations, à titre d'anomalie ou de variété anatomique par Pringle (1), Hildenbrand et Horn (2), elle échappe à une détermination historique rigoureuse, à cause de l'insuffisance ou de l'ambiguïté
des documents, de l'absence ou de l'imperfection de l'anatomie pathologique.

Nous ne mentionnons qu'en passant les observations de Prosper Alpin,
négligées jusqu'à présent pour l'élucidation historique de la méningite ;
plusieurs traits de sa description mêlée de théories laissent peu de doute
sur la nature des *phrenitides* qu'il dit régner annuellement en Égypte ;
contrairement à Galien qui n'a vu périr aucun phrénétique avant le troisième jour, il enregistre des morts survenues en trois ou quatre heures ; il
mentionne même des cas foudroyants ; il semble indiquer la formation du
pus à la surface du cerveau (3), et, par une confusion que n'ont pas su évi-
ter les modernes épidémistes, il ajoute : « *Quam sane affectionem mis-
tam ex lethargo et phrenitide* judicare *possumus, illamque esse quam
Græci typhomaniam appellant.* »

STATISTIQUE ET ÉTIOLOGIE.

Au mois d'octobre 1847, j'ai pris la direction médicale du Val-de-Grâce ;
il ne s'y trouvait alors aucun cas de méningite.

Un cas isolé s'y montre en décembre ; à partir de cette époque jusqu'à la
fin de février 1849, c'est-à-dire dans une période de quinze mois, 99 cas
se présentent. Le tableau suivant indique la marche de la maladie et le
nombre de décès et de guérisons par trimestre :

---

(1) Obs. sur les maladies des armées, t. II, ch. vii, § iv, p. 108 et suiv.

(2) Du typhus, trad. de M. Gasc, 1811, p. 92, 161, et fragm. supplém.

(3) Plurimi sunt qui hilariter cœnantes instar apoplecticorum moriuntur,
phreniticorum etiam notis. Notæ vero humorum cerebrum lædentium mistæ
sunt ex his, quæ tum pituitam, tum sanguinem, vel bilem significant. Omnes-
que simul significare videntur cerebrum ejusque membranas invasisse, tum ca-
lidos humores, tum frigidos, esseque ex his factum apostema. (Op. cit. cap. xiv,
p. 53—4.)

9

	Nombre des cas.	Décès.	Guérisons.
1847. — Décembre	1	1	»
1848. — 1er trimestre	12	6	6
2e trimestre	26	12	14
3e trimestre	12	5	7
4e trimestre	23	12	11
1849. — Janvier	11	9	2
Février	14	13	1
	99	58	41

60 cas ont été traités par moi dans le service de la clinique ; voici leur répartition par mois, ainsi que la proportion de décès qu'ils ont fournis ; cette statistique spéciale de la clinique du Val-de-Grâce s'étend jusqu'à la fin de mars 1849 :

	Nombre des cas.	Décès.
1847. — Décembre	1	1
1848. — Janvier	1	1
Février	2	1
Mars	4	3
Avril	4	3
Mai	8	2
Juin	2	1
Juillet	6	2
Août	»	»
Septembre	4	1
Octobre	»	»
Novembre	1	1
Décembre	4	3
1849. — Janvier	7	5
Février	9	9
Mars	7	5
	60	38

Les deux tableaux qui précèdent font ressortir dans la marche de la méningite les oscillations qu'elle a présentées dans beaucoup de localités ; elle prélude par des cas successifs, se développe au printemps, diminue à l'époque des plus fortes chaleurs, reprend vers la fin de l'année dernière, et pèse sur les premiers mois de cette année avec une énergie qui ne permet pas encore d'entrevoir le terme de son règne. Les épidémies dont M. Casimir Broussais a résumé l'histoire (1) ont présenté un maximum d'intensité qui

---

(1) MÉM. DE MÉD. MILIT., t. LIV, 1843.

correspond au printemps ; notre statistique s'accorde avec ce résultat ; reste à l'interpréter pour l'étiologie, et c'est ici que notre opinion, comme on le verra plus loin, s'éloignera de celle de M. Broussais.

Il importe de déterminer les éléments de la constitution médicale sous l'empire de laquelle s'est développée la méningite céphalo-rachidienne. Les comparaisons auxquelles conduit cette recherche permettent de mesurer sa portée, ses progrès, ses probabilités de développement ultérieur ; elles jettent aussi quelque jour sur les conditions de son étiologie si embarrassante.

Vers la fin de 1847, quand apparut le premier cas de méningite, la grippe sévissait avec quelque intensité dans la garnison, grippe accompagnée de phénomènes nerveux, tels que lassitude, vertiges, céphalalgie souvent intermittente ou rémittente, et chez beaucoup d'individus, d'hémorrhagies passives et d'éruptions pétéchiales.

Dans le premier trimestre de 1848, on a traité au Val-de-Grâce 984 malades, dont 207 présents le 1er janvier. Sur cet effectif, on compte 377 affections aiguës et chroniques des voies respiratoires, 31 grippes, 119 affections aiguës et chroniques des voies digestives, 120 fièvres intermittentes, 49 fièvres typhoïdes, 39 varioles à différents degrés d'intensité, 52 rougeoles. La mortalité de ce trimestre a été fournie surtout par les maladies suivantes :

Maladies des voies respiratoires.	23 décès.
Variole	9 —
Rougeole.	9 —
Fièvre typhoïde	4 —
Méningite.	6 —

Deuxième trimestre 1848 : 1,098 traités, dont 214 restant ; les maladies dominantes ont été :

Affections aiguës et chroniques des voies respiratoires	260
— — des voies digestives	180
Fièvres intermittentes.	156
Fièvres typhoïdes	27
Varioles.	21
Rougeoles	12
Scarlatines.	21

Les décès ont été occasionnés, outre ceux qu'a fournis la méningite, savoir : 24 par les tubercules, 10 par les autres maladies de poitrine, 3 par celles du tube digestif, 7 par la fièvre typhoïde, 1 par la scarlatine, 1 par la variole.

Troisième trimestre 1848 : 2,836 malades traités, dont 262 présents le 1er juillet :

Affections du tube digestif	Dyssenteries	189	
	Cholérines	9	
	Choléras sporadiques	11	718
	Embarras gastriques	128	
	Autres	381	

Affections aiguës et chroniques des voies respiratoires	367
Angines	156
Fièvres intermittentes	546
— rémittentes typhoïdes	13
— typhoïdes	166
— pétéchiales	10
Varioles	122
Scarlatines	28
Rougeoles	16
Érysipèles	37

La mortalité, outre 5 décès par méningite, a porté surtout sur les typhoïdes (53), les varioles (6), les rougeoles (2), les scarlatines (2), les dyssenteries (16), les tubercules (11).

Quatrième trimestre 1848 : 2,662 malades traités, dont 606 présents le 1er octobre, qui ont présenté :

Affections des voies respiratoir.	Bronchites	330	
	Pneumonies et pleuro-pneumonies	122	642
	Tubercules pulmonaires	88	
	Autres	102	

Affections des voies digestives.	Dyssenteries	113	
	Entéro-colites	75	
	Diarrhées	57	
	Colites	13	481
	Cholérines	3	
	Autres	220	

Angines	88
Stomatites scorbutiques	62
Scorbut	2
Fièvres intermittentes	172
— typhoïdes	139
Varioles et varicelles	137
Rougeoles	100
Scarlatines	36
Érysipèles	11

La mortalité a été due principalement aux maladies et dans les proportions qui suivent :

Fièvre typhoïde	46	Tubercules avec ou sans bron-	
Variole.	11	chite chroniques	24
		Pneumonie et pleuro-pneumo-	
Rougeole.	3	nie.	6
Scarlatine	1	Méningite	12

Il résulte de ces données statistiques que sur 6,498 malades reçus au
Val-de-Grâce du 1ᵉʳ janvier au 31 décembre 1848, on n'a compté que 98
cas de méningite ; que pendant le troisième trimestre auquel correspond le
maximum de maladivité (2,836 malades), elle a fourni moins de cas (12 seulement) que dans les deuxième et quatrième trimestres ; que non-seu-
lement l'évolution pathologique de l'année a parcouru ses phases ordinaires,
multipliant en hiver les phlegmasies des voies respiratoires et en été celles
des organes digestifs, mais encore qu'à côté de la méningite ont régné
d'autres épidémies de majeure intensité, telles que la fièvre typhoïde qui
a fourni 336 cas dans l'année, la dyssenterie (259 cas), la variole (289 cas),
la rougeole (137 cas) ; la scarlatine même a donné 85 cas. On ne peut donc
considérer la méningite que nous avons observée comme une véritable épidémie, puisqu'elle n'a point frappé une grande masse d'hommes ni épuisé
ses coups dans une période restreinte, ni modifié les maladies concomi-
tantes, ni réduit le nombre de celles-ci ; disons plutôt qu'elle s'est instal-
lée dans la pathologie militaire de Paris sur le pied de maladie régnante.
Nos souvenirs, qui pour le Val-de-Grâce embrassent une période de douze
ans environ, lui assignent, comme maladie sporadique, une date d'apparition assez ancienne ; elle a augmenté de fréquence depuis la fin de 1847;
elle continue de sévir isolément dans nos services au moment où nous
écrivons ces lignes (avril 1849) ; tout annonce qu'elle continuera d'exercer,
par des cas isolés, les efforts de notre thérapeutique, et c'est parce qu'il
faudra compter encore longtemps avec elle, qu'il importe d'enregistrer avec
une nouvelle attention tous les faits qui concernent son histoire et qui
jalonnent ses pérégrinations.

Le caractère de la constitution stationnaire de 1848 ressort de la nature
des maladies qui ont dominé ; elles relèvent de l'étiologie miasmatique et
virulente, de l'infection et de la contagion : telles sont les fièvres typhoïdes,
les fièvres éruptives, les fièvres intermittentes, la dyssenterie épidémique.
Les phlegmasies elles-mêmes s'accompagnaient d'une notable diminution
des forces : prostration initiale, antérieure aux effets du traitement et de la

durée même des affections. L'adynamie a été le cachet et comme le fond des maladies observées, tantôt se montrant à nu pour ainsi dire et caractérisée par la faiblesse et l'inertie des sujets, les douleurs lombaires, la petitesse et la dépressibilité du pouls, la tendance au refroidissement des membres ; tantôt associée à des localisations diverses. Dans les six derniers mois de l'année où les fièvres graves et éruptives ont pris un plus grand essor, nous avons souvent retrouvé cette prostration des forces avec quelques troubles de l'innervation chez des sujets porteurs de pétéchies ; puis pétéchies et épistaxis, pétéchies, épistaxis et diarrhée ; puis mêmes phénomènes avec fièvre ; celle-ci à type intermittent, rémittent, et quand elle ne cédait point au sulfate de quinine, rapide évolution des différentes formes typhoïdes, mais dont l'adynamique dominait entre toutes ; chez certains malades, manifestation d'emblée de tout cet appareil de symptômes, auquel les pneumonies secondaires ne manquaient point de s'ajouter. En même temps, les varioles se montraient souvent hémorrhagiques, pétéchiales, avec érysipèle cyanique intermédiaire, à éruption laborieuse, à délire nocturne, à pouls faible et lent, suivies d'accidents de résorption, tels qu'abcès multiples, pyopleuries, hépatisation grise.

Pendant tout le cours de cette année, on a observé presque constamment au Val-de-Grâce la dégénérescence des vésicatoires, la suppuration des saignées, les gangrènes cutanées, les exsudations diphthéritiques des surfaces dénudées, les stomacaces d'apparence scorbutique, la lenteur et l'infirmité des convalescences, la multiplicité des rechutes et des complications survenues à l'hôpital ; à tel point qu'un grand nombre de malades ont passé par une série de phases et d'accidents, souvent plus graves que l'affection qui avait décidé leur entrée.

C'est dans une modification du sang que nous plaçons tout à la fois l'origine, le lien commun, et souvent aussi le terme des maladies observées en 1848. L'éruption pétéchiale et les divers incidents notés plus haut étaient comme la signature visible de cette septicémie ; l'abaissement des forces organiques, fait constant dans la variété des états morbides, en était la traduction dynamique.

Les résultats de la thérapeutique ont parfaitement coïncidé avec ces données de l'induction clinique ; les uns et les autres défendaient d'accorder une importance première aux considérations anatomo-pathologiques qui se rapportent au siége et aux conditions matérielles des organes.

Tel est l'horizon clinique où s'encadre la petite épidémie de méningite cérébro-spinale qui s'est développée dans la garnison de Paris, fournissant des cas peu nombreux aux autres hôpitaux militaires de cette place et s'étendant à quelques parties de la population civile (1), notamment dans la prison de la Force où elle a donné 12 cas et 10 décès. Si on l'envisage aux deux termes extrêmes de sa durée, on s'aperçoit qu'elle se développe sur les traces de la grippe qui a marqué la fin de l'année 1847, et qu'elle vient mêler aujourd'hui ses manifestations à celles du choléra. Série frappante de trois affections épidémiques, à des degrés divers et avec des énergies inégales. Le choléra régnant est encore un sujet d'étude ; néanmoins tous les praticiens lui ont reconnu une forme fréquemment typhoïde, et une tendance signalée aux localisations encéphaliques. Quant à la grippe, pour ne point nous exposer à la juger aujourd'hui sous l'optique d'une préoccupation synthétique, nous empruntons à un rapport adressé au conseil de santé des armées au commencement de 1848 les réflexions suivantes : « 78 cas de grippe, traitées dans nos salles, ne sauraient exprimer la mesure de l'extension que cette maladie a prise dans la garnison ; nous savons que la plupart des grippes ont pu être traitées dans les casernes, et nous n'avons guère reçu dans nos salles que celles qui se compliquaient de localisations phlegmasiques, ou qui s'enveloppaient d'une forme fébrile aiguë. Cette

______

(1) Mon ami, le docteur Jacquemin a bien voulu me communiquer, sur cette apparition de la méningite à la prison de la Force, les renseignements statistiques qui suivent :

ÉPIDÉMIE DE MÉNINGITE CÉRÉBRO-SPINALE OBSERVÉE DANS LA PRISON DE LA FORCE EN 1848.

	Age.	Séjour dans la prison avant la maladie.	Entrée à l'infirmerie.	Terminaison.	Durée de la maladie.
1	26	130 jours	20 janvier	Mort	3 jours
2	21	30	25	Mort	4
3	22	13	5 février	Guéri	60
4	20	167	10	Mort	3
5	30	47	11	Mort	4
6	22	10	22	Mort	5 heures
7	17	12	24	Guéri	21 jours
8	18	5	29	Mort	41
9	24	90	19 mars	Mort	6
10	23	5	28	Mort	3
11	40	15	28	Mort	4
12	27	1	29	Mort	4
			12 cas	10 morts	2 guérisons.

fièvre, quand elle n'était pas entretenue par la concomitance d'une phlegmasie pulmonaire, était éphémère ; elle s'accompagnait de lassitude, de
courbature, de prostration, symptômes qui persistaient au delà de sa durée
et qui étaient généralement très-prononcés, de sorte que la maladie en rece-
vait l'un des traits les plus caractéristiques de sa physionomie : coryza,
larmoiement, angine, toux quinteuse, convulsive, férine, expectoration
blanchâtre et rare, le plus souvent absence de râles ; céphalalgie intense,
douleurs musculaires (lumbago, pleurodynie, torticolis), et chez quelques-
uns douleurs articulaires, tels étaient les éléments symptomatologiques ; ils
n'étaient point réunis chez tous : les formes céphalique, thoracique et
abdominale, que l'on a notées dans les épidémies antérieures de grippe, se
sont dessinées chez nos malades ; tous se plaignaient de faiblesse et d'abat-
tement ; chez plusieurs le mouvement fébrile initial, après avoir duré deux
à trois jours, s'est reproduit sous la forme d'accès intermittents, ou tendait
à la rémittence. »

Comment n'être point frappé des phénomènes nerveux de cette grippe,
du rôle que l'axe cérébro-spinal a joué dans cette forme épidémique? et
lorsqu'on voit aujourd'hui, comme dans notre service du Val-de-Grâce, la
méningite et le choléra donner lieu à des combinaisens morbides qui dé-
routent l'observation vulgaire, l'idée de la continuité des épidémies se présente derrière le fait incontestable de leurs connexions.

MORTALITÉ.

Sur 99 cas reçus dans l'ensemble des services médicaux du Val-de-Grâce,
il y a eu 58 décès; ce qui donne une proportion de 1 décès sur 1,70, mortalité plus forte que la moyenne de toutes celles qui ont été consignées dans
le travail de M. Broussais où sont résumées quatorze épidémies ; cette
moyenne est de 1 sur 1,76. La nôtre est toutefois meilleure que celle de
Laval (1,56), de Colmar (1,40), de Bayonne (1,33) et d'Aigues-Mortes
(1,33) ; elle est égale à celle de l'hôpital militaire de Strasbourg.

Dans notre service particulier où nous avons traité 60 cas, les décès se
sont élevés à 38, = 1 décès sur 1,57.

On voit que si la méningite n'a point été la maladie proéminente dans la
période de quinze mois qu'embrasse notre statistique, nulle autre n'a causé
une mortalité relative plus considérable.

Les 38 décès survenus dans la clinique se répartissent comme il
suit :

1847. — Décembre . .	1	1848. — Août.	1
1848. — Janvier. . . .	1	Septembre. .	3
Février. . . .	3	Octobre . . .	»
Mars	3	Novembre. .	1
Avril	2	Décembre . .	3
Mai.	1	1849. — Janvier. . . .	5
Juin	2	Février. . . .	9
Juillet	1	Mars	5

En octobre et novembre, on pouvait croire au déclin, à l'extinction prochaine de la maladie; décembre relève la mortalité, et dans les trois premiers mois de 1849, nous sommes témoin d'une recrudescence plus funeste que ne l'avait été jusqu'alors la maladie ; il en a été de même à Versailles, à Laval, etc.; cette brusque ascension du chiffre obituaire prouve bien que l'épidémie n'est point arrivée au déclin ; car généralement elle a perdu de son intensité vers la fin, tandis que nous la voyons sévir avec une force nouvelle après treize mois de ravages.

RÉGIMENTS ET CORPS DE TROUPES.

Nos 60 cas de méningite proviennent d'un grand nombre de régiments :

1er régiment d'infanterie légère. . .			3 cas
4e	—	—	1
23e	—	—	2
24e	—	—	3
14e régiment d'infanterie de ligne . .			1
15e	—	—	1
21e	—	—	1
23e	—	—	0
25e	—	—	1
29e	—	—	2
34e	—	—	1
39e	—	—	3
45e	—	—	1
54e	—	—	1
55e	—	—	3
57e	—	—	2
61e	—	—	1
74e	—	—	8
1er régiment du génie			1
5e régiment d'artillerie			1
6e	—		0
13e	—		1
Train des équipages.			1
Garde mobile			14

La garde mobile se détache de ce tableau par l'élévation relative de son contingent ; mais que l'on n'oublie point que ce corps, alors réuni à Paris, présentait un effectif de 12,000 hommes, par conséquent l'équivalent de 6 à 7 régiments ; ce qui ramène sa proportion au taux moyen de la garnison ; toutefois, 13 corps sur 23 qui entrent dans le tableau précédent, n'ayant fourni qu'un seul cas de méningite, la garde mobile conserve à leur égard un désavantage qui s'explique par plusieurs causes : 1° la brusque transition de tant de jeunes gens, soldats improvisés ; 2° la présence dans leurs rangs d'un grand nombre d'adolescents au-dessous de 18 ans, et de jeunes gens faibles, mal triés ; 3° l'influence d'une association hétérogène, non cimentée par l'esprit de corps ni soutenue par l'esprit de discipline ; 4° l'impressionnabilité de beaucoup d'entre eux, exaltés par les passions politiques ; 5° la fréquence des excès alcooliques qui ont marqué leur noviciat d'armes.

Un autre fait plus général ressort de ces données statistiques par régiment : c'est que la méningite s'est éparpillée sur toute la garnison, et n'a frappé avec une rigueur particulière aucun des corps qui la composent ; ce qui éloigne l'idée d'une influence inhérente aux habitations ou à la spécialité et à la composition propre des régiments : 39 cas dont la provenance domiciliaire est indiquée dans nos observations, donnent le résultat suivant :

Fort de Vincennes.	10	Fort de Charenton.	2
— de Nogent	5	— d'Issy	2
— de Vanves	4	Barraques du Luxembourg.	2
— d'Ivry.	3	Caserne de Montreuil.	1
— de Romainville.	3	Panthéon	1
— de Montrouge	3	Casemates diverses.	3

Si Vincennes occupe le premier rang, c'est que ce fort contient une garnison double et triple de celle des autres forts. Notons que les casemates, dont plusieurs ont été très-encombrées et qui présentent des conditions bien connues d'insalubrité relative, ont vu se développer une minime proportion de cas de méningite compris dans notre statistique ; ce fait a une signification importante.

AGE.

Dans 53 observations, nous avons noté l'âge des sujets atteints de méningite :

17 ans. . . .	4 cas.		24 ans. . . .	5 cas.
18 — . . .	2 —		25 — . . .	4 —
19 — . . .	2 —		26 — . . .	7 —
20 — . . .	1 —		27 — . . .	3 —
21 — . . .	5 —		28 — . . .	2 —
22 — . . .	10 —		29 — . . .	1 —
23 — . . .	5 —		31 — . . .	2 —

Ces chiffres montrent que, sur un total de 53 cas, 38 se sont développés entre 17 et 25 ans, et 15 seulement entre 25 et 31 ans. Les individus âgés de 17 à 20 ans, au nombre de 9, appartenaient tous à la garde mobile ; la catégorie d'âge de 24 à 27 ans se compose presque exclusivement de militaires qui, ayant fait partie de la réserve, ont été appelés tardivement sous le drapeau. Ces résultats confirment ceux de MM. Faure, Lalanne, Martin, Tourdes, Pingrenon, Paul, Rollet, etc., qui tous ont signalé la prédilection de la méningite pour les hommes récemment incorporés ; M. Martin avait même remarqué, dans l'épidémie de Laval, que les recrudescences coïncidaient avec l'arrivée des recrues.

CONSTITUTION.

Les deux tiers de nos malades étaient bien constitués, à système musculaire développé ; un tiers se composait de sujets faibles, détériorés par des maladies antérieures ou par les privations. C'est dans cette dernière catégorie que se trouvent la plupart des individus fournis à notre statistique par la garde mobile, ouvriers sans travail, vivant dans des conditions d'insalubrité domiciliaire et d'insuffisante alimentation, conduits par la misère à s'engager dans cette milice improvisée. Les malades de la première catégorie étaient remarquables par leur force et leur développement, souvent par leur richesse sanguine. Même observation dans les épidémies antérieures : la vigueur de la constitution et l'état pléthorique semblaient désigner aux coups de la maladie, sans que la faiblesse fût un brevet d'immunité ; circonstance de valeur notable pour ceux qui considèrent la maladie comme une simple inflammation des méninges.

RÉGIME, HABITUDES.

Le régime est uniforme dans l'armée, et celui de la garde mobile ne s'en éloignait guère ; mais il convient d'insister sur la transition de la vie antérieure des recrues et des ouvriers au régime militaire, transition qui doit contribuer, avec tant d'autres causes, à mettre en jeu l'excitabilité des jeunes sujets. Nos informations nous ont appris qu'une partie (environ un

quart) de nos malades avaient commis des excès d'alcooliques ou en abu-
saient habituellement ; nul doute que les libations bachiques qui ont suivi
la révolution de février et qui se renouvelaient par d'incessantes occasions,
ne puissent avoir eu quelque influence dans la production des méningites
observées à cette époque chez des gardes mobiles ; mais que l'on analyse par
voie de statistique un nombre égal de pneumonies traitées dans les hôpitaux
militaires, et l'on retrouvera la même cause dans la même proportion ; ce
qui la rend banale et de nulle valeur pour l'explication de ce qu'il y a de
spécial dans l'étiologie dans la méningite.

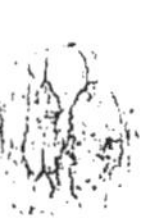

SYMPTOMATOLOGIE.

Notre dessein n'est point de recommencer la description générale d'une
maladie dont les phénomènes sont connus ; nous nous bornerons à signaler
ceux qui ont marqué notre épidémie, et à indiquer leurs rapports de fréquence, d'après les relevés statistiques de nos observations.

I. — Prodromes.

Sur 57 cas, 12 fois l'invasion a été foudroyante. Mon ami M. Tourdes a constaté l'existence de prodromes 45 fois sur 73, et pour lui l'invasion foudroyante
est l'exception. Les phénomènes précurseurs ont été, comme partout, la
céphalalgie, les vertiges, les lassitudes, les horripilations, les tremblements,
le malaise général, les nausées, les vomituritions ; plusieurs fois la maladie
a débuté par un accès de fièvre qui a trompé de prime abord le jugement
des officiers de santé ; mais la fièvre terminée, restait la courbature, la céphalalgie presque toujours très-vive, et quand il s'y joignait un peu de roideur cervicale que les malades prenaient pour un torticolis rhumatismal,
le doute n'était plus permis. Ce mode d'invasion est digne d'attention ; c'est
par un accès fébrile ou du moins par un frisson que s'annonce l'infection
purulente, le passage de l'hépatisation rouge à l'infiltration purulente du
poumon, la résorption du pus variolique, le début de la fièvre puerpérale
qui se distingue, comme la méningite cérébro-spinale, par la formation rapide et la diffusion du pus dans les séreuses.

II. — Symptômes.

1° FORMES GÉNÉRALES.

Sur 57 cas, nous avons observé

la forme délirante. . . . . 23 fois.
   —   comateuse. . . . . 12 —

la forme délirante et comateuse . . . . 5 fois.
    —   céphalique. . . . . 7 —
    —   . céphalique et spasmodique . . . . 6 —
    —   typhoïde. . . . . 4 —

2° SENSIBILITÉ.

Céphalalgie. Elle a été temporale dans 2 cas, occipito-frontale dans 2 autres ; chez le reste de nos malades, elle a occupé le front ; 10 fois nous l'avons notée d'intensité ordinaire ; dans 28 cas, elle est qualifiée d'atroce, d'intolérable ; dans 12 cas foudroyants, on n'a pu relever ni son siége ni son degré d'intensité.

Rachialgie, générale ou partielle ; elle n'a été accusée spontanément par le malade que 13 fois ; le plus souvent elle était limitée à la portion lombaire ; la douleur rachidienne ne s'est manifestée dans les autres cas que par la pression exercée sur les apophyses épineuses des vertèbres, ou dans les changements d'attitude, surtout dans les efforts d'érection du tronc. La douleur cervicale a rarement manqué ; il suffisait, pour la développer, de faire exécuter au malade des mouvements de flexion de la tête sur la poitrine.

Courbature vague ; on a noté ce symptôme dans 4 cas, ainsi que les *douleurs contusives* des membres ; une seule fois il a existé des douleurs articulaires.

Dans le passage de la maladie à la convalescence ou à la chronicité, il est survenu 5 fois des *frissons* irréguliers ; 3 fois ils se sont reproduits sous le type tierce. Nous reviendrons sur ces phénomènes d'intermittence (v. marche et terminaison).

C'est encore dans cette période que nous avons constaté fréquemment un état de torpeur générale, très-analogue à celui qui succède à certaines attaques de choléra ; chez 2 de ces malades, il y avait anesthésie générale. Quant aux troubles sensoriels, ceux de l'ouïe ont été les plus fréquents ; un jeune garde mobile est resté entièrement sourd à la suite d'une méningite ; cette surdité a persisté plusieurs mois ; rentré en mars dernier dans notre service, il avait récupéré l'ouïe ; la diplopie a été notée une fois au début, une autre fois au déclin de la maladie, et elle a aussi persisté fort longtemps ; le trouble de la vue a été observé chez un convalescent.

Nous ne mentionnerons point ici les troubles divers de la vue et de l'ouïe, presque constants dans la période d'irritation et de collapsus.

3° MOTRICITÉ.

La *rigidité cervico-dorsale* s'est montrée 38 fois d'une manière prononcée, 5 fois à un degré moindre ; dans 5 autres cas, elle était douleuse ou n'existait pas ; dans les 12 cas foudroyants, elle n'a pu être constatée.

17 malades ont offert le *trismus*.

L'*opisthotonos*, à un degré léger, s'est montré dans 10 cas ; dans 5 autres cas, il a été très-notable au cou, et 3 fois il a affecté d'une manière pronon- cée toute la longueur du rachis.

Le *pleurothotonos* a été vu chez 2 malades.

Le *strabisme* a marqué 6 fois le début, et 1 fois la fin de la maladie.

La *contracture* légère des membres a été observée dans 16 cas.

Les *secousses tétaniques* dans tout le corps, 2 fois.

Les *crampes* ne se sont manifestées que chez 2 malades qui ont présenté un mélange de symptômes cholériques et arachnitiques ; par leurs résultats nécroscopiques, ces deux cas se rattachent plus directement à l'histoire de la méningite ; ils ont coïncidé avec le début de l'épidémie cholérique ; de- puis leur apparition, 5 nouveaux cas de même nature se sont présentés à notre observation ; mais ils n'ont pu être compris dans cette statistique.

Le *rire sardonique* n'a pas empêché la guérison dans un cas où il y avait en même temps photophobie, trismus, respiration suspirieuse et saccadée, état semi-algide, absence du pouls radial, etc. Dans un autre cas survenu en mars 1849, et qui a présenté quelques symptômes cholériformes (Delo- che, 25° régiment de ligne, n° 51, salle 25), le rire sardonique s'est montré deux jours avant la mort.

4° INTELLIGENCE.

Le *délire* a existé au début, ou plus exactement quelques jours après l'invasion chez 42 malades, avec les nuances suivantes : ordinaire, 4 fois ; violent, 19 fois ; loquace, 9 fois ; nocturne, 3 fois ; avec intervalles de luci- pité ou de coma, 5 fois ; dans un cas, le délire s'est montré après le coma. M. Broussais a beaucoup insisté sur cette inversion de périodes d'exaltation et de collapsus ; il n'en est pas moins vrai qu'une sorte de régularité préside dans la majorité des cas à l'évolution symptomatique, et que les périodes, classiquement admises dans l'étude de la méningite, ont leur vérité clinique.

Dans 4 cas, il y a eu simplement *agitation* avec *loquacité*.

6 fois le délire a été précédé de *vertiges*.

L'*hébétude* et la *stupeur* ont été remarquées 4 fois au début, 2 fois dans le cours de la maladie.

La *somnolence* a marqué 2 fois le début, 2 fois le cours de la ma- ladie.

Le *coma* a été noté 13 fois succédant au délire, 8 fois débutant d'emblée, 1 fois alternant avec le retour des facultés intellectuelles.

La *parole* a été embarrassée 3 fois au début.

La *mémoire* a été nulle 4 fois dans le cours de la maladie.

Il y a eu 2 fois des *hallucinations*, et 4 fois des *cris hydrencéphaliques*.

5° DIGESTION.

Le *hoquet* a été noté dans 3 cas suivis de mort.

Le *vomissement*, 22 fois au début, 7 fois à la fin ou dans le cours de la maladie.

La *constipation* est un des symptômes les plus constants de la maladie ; nous l'avons noté 23 fois au début même, et un plus grand nombre de fois pendant le cours de la méningite ; elle résiste souvent aux lavements, aux laxatifs ; le calomel surtout semble impuissant à la vaincre. Le vomissement, la constipation et la céphalalgie fournissent, réunis, le diagnostic de la maladie dès l'invasion ; s'il s'y joint un peu de rigidité cervicale, il y a certitude. Depuis que l'épidémie cholérique s'est développée, c'est surtout la constipation qui nous a permis de discerner la présence d'une méningite sous le masque de quelques symptômes cholériques, tels que vomissements, crampes, yeux caves et cerclés, cyanose légère, etc.

La *diarrhée* est excessivement rare dans la période d'invasion ; nous ne l'avons constatée que 2 fois ; dans 6 cas, elle est survenue vers la fin de la maladie sous l'influence des médications employées.

Le *gargouillement iliaque*, le *météorisme* et la *douleur iliaque droite* ont été observés dès le principe chez 6 malades ; ces symptômes, joints à ceux du système nerveux, auraient pu jeter quelque obscurité sur le diagnostic initial ; une nuance typhoïde existait en réalité chez ces malades, et, quand la terminaison a été fatale, elle correspondait à un développement plus considérable des follicules isolés et des plaques agminées ; 8 fois nous avons vu ce groupe de symptômes survenir dans le cours même de la méningite.

L'*état de la langue* a presque toujours été normal ; après quelques jours de diète et de séjour au lit, elle devenait blanchâtre ; nous ne l'avons vus revêtir les divers aspects du typhoïsme (croûte brunâtre, fuligo, fissures) que 10 fois dès les premiers jours de la méningite, et 4 fois pendant son évolution.

Un phénomène qui a exercé notre attention, l'*enduit nacré des gencives* correspondant aux dents molaires, a été indiqué dans 26 observations ; dans 1 autre cas, la bandelette nacrée s'étendait à toute la membrane gencivale ; dans un dernier cas, une exsudation pelliculaire blanchâtre avait envahi la muqueuse palatine et les piliers antérieurs.

L'oscillation, le tremblotement de la langue, la difficulté de la sortir, ont toujours eu une signification mauvaise pour le pronostic. La soif a toujours été médiocre, excepté dans un cas.

L'état pulvérulent des narines, consigné dans quatre observations, a coïncidé deux fois avec la terminaison funeste de la maladie. L'odorat présente les mêmes variations que l'ouïe et la vue.

L'anorexie est constante ; l'appétit est lent à renaître, alors que la maladie tend à une issue favorable ; bien différents des typhoïdes en voie d'amélioration ou de convalescence, les malades sollicitent rarement des aliments, souvent laissent une partie de ceux qu'on leur accorde ; ils digèrent peu et avec labeur ; ils vomissent fréquemment après les repas qui activent leur circulation et les jettent dans une sorte de torpeur.

6° CIRCULATION ET RESPIRATION.

Dans 56 cas, nous avons tenu compte du nombre et du rhythme des pulsations au début de la méningite ; le pouls a été

> 1 fois à 42 pulsations ;
> 2 fois à 50   —
> 1 fois à 54   —
> 14 fois à 60   —
> 11 fois à 70   —
> 12 fois entre 80 et 90 pulsations ;
> 9 fois entre 100 et 120   —
> 1 fois inégal ;
> 5 fois variable.

Dans le cours même de la maladie, le *pouls* reste calme, excepté pendant la durée des contractions convulsives, des secousses et des mouvements de jactitation ; alors l'accélération est très-grande, l'artère est en même temps dure, roide, quelquefois petite et serrée ; mais dès que l'agitation cesse, le pouls redevient lent et régulier. Vers la fin de la maladie, quand la terminaison est funeste, la fréquence est la règle. Une fois le pouls à 54 a coïncidé avec le délire, et la guérison s'est opérée. M. Tourdes augure mal du ralentissement circulatoire. Nos observations sont négatives.

9 malades ont eu des *épistaxis* à leur arrivée, au commencement de la maladie. Ces épistaxis n'ont eu aucune influence sur la marche de la méningite ; mais elles n'ont pas débilité les malades comme il advient dans la fièvre typhoïde. Une hémorrhagie intestinale très-considérable a entraîné

brusquement la mort d'un malade qui semblait en voie d'amélioration. Ce cas, qui a précédé immédiatement l'apparition du choléra au Val-de-Grâce, a une signification multiple pour l'élucidation étiologique, et comme l'expression d'une transition épidémique.

La *face* a été vultueuse 11 fois au début, injectée 7 fois dans le cours de la maladie ; 3 fois elle était pâle. L'hypérémie des conjonctives a été notée 8 fois.

Les caractères physiques du sang ont été relevés dans 25 observations. L'état couenneux est indiqué 14 fois ; il était généralement très-prononcé. Une fois on a remarqué la couenne lardacée ; une autre fois elle était mince et une fois incomplète. 4 fois la couenne ne s'est montrée qu'à la seconde saignée. Le sang de la première offrait, du reste, un coagulum dense, volumineux, à surface irisée, excepté dans 1 seul cas, où il était friable et mou. Ce dernier caractère appartenait encore à trois autres sangs. Outre les sangs couenneux, nous avons tenu note de 6 autres cas où la saignée a fourni un caillot très-considérable et résistant, quoique dépourvu de couenne, et d'un septième cas où le sérum se trouvait en minime quantité. Trois analyses du sang ont été faites par mon chef de clinique, M. Masselot. La première, faite vingt-quatre heures après le début de la maladie, avec le sang de la première saignée, a donné pour la proportion de fibrine == 4,8411. Chez ce malade (Chauzeix, du 23ᵉ de ligne, âgé de 28 ans), l'invasion avait été foudroyante ; il a présenté, entre autres symptômes, la roideur cervico-dorsale, le pleurothotonos, la contracture passagère des muscles des membres, le strabisme, la photophobie, des syncopes, un délire furieux, etc., et vers la fin, à la suite d'une rétention prolongée des urines, cystite avec abcès prostatique ouvert dans la vessie ; il a guéri sous l'influence du calomel donné jusqu'à salivation. La deuxième analyse a porté sur le sang d'une deuxième saignée pratiquée au nommé Baudin (n° 53, salle 28), le 13 février 1849, qui a succombé après avoir offert le coma d'emblée, suivi de délire violent avec hyperesthésie et taches lenticulaires sur le tronc. La fibrine s'était élevée à 4,0023. Enfin une analyse plus complète a été tentée avec le sang de la deuxième saignée, pratiquée le 14 février 1849 chez le nommé Proffit, du 23ᵉ de ligne ; en voici les résultats :

Fibrine.	5,6638
Albumine	86,3000
Globules.	113,3400
Eau.	794,6962
	1000,0000

Cet homme est mort dans la forme convulsive et délirante de la maladie ; fortement constitué, sanguin, il n'a été malade que cinq jours, dont trois jours et demi seulement à l'hôpital ; il n'a eu ni hémorrhagie ni éruption. Les symptômes dominants ont été : rachialgie, trismus, soubresauts , efforts musculaires considérables et désordonnés, face égarée, délire furieux, vociférations, cris et paroles inarticulées, selles involontaires au début, puis constipation , pouls à 60 au début, insaisissable et précipité vers la fin, mains aux parties génitales. A l'autopsie, traînées d'exsudation purulente à la convexité du cerveau, où les vaisseaux sont gorgés ; couche épaisse de pus à la base médiane sur la protubérance et la face intérieure du cervelet ; pus sur le vermis supérieur ; piqueté avec bonne consistance du cerveau ; sérosité purulente en petite quantité dans les ventricules ; couche de pus sur toute la face postérieure de la moelle et sur une partie de sa face antérieure ; poumons congestionnés ; muqueuse gastrique rosée et mamelonnée; psorentérie dans l'intestin grêle, confluente vers sa fin ; hypérémie du foie ; rate à 10ᶜ,8.

Les analyses rapportées par M. Tourdes fixent la globuline entre 134 et 143. Chez notre malade, le chiffre des globules s'était donc notablement abaissé, malgré l'absence d'hémorrhagies, de pétéchies, etc. Nous regrettons de n'avoir pu multiplier ces recherches au milieu d'un service encombré de malades et sous le poids d'obligations accumulées; mais nous ne pouvons nous empêcher de rapprocher ces données de celles qu'a fournies l'analyse du sang dans l'un de ces cas de pneumonie catarrhale et typhoïde que nous avons observées en grand nombre pendant l'hiver 1848-1849, et dont il a été rendu compte ailleurs (voy. GAZETTE DES HÔPITAUX, 20 février 1849). Chez un pneumonique à pétéchies, il y avait aussi accroissement de la fibrine et diminution des globules.

La respiration fournit quelques éléments d'observation au diagnostic, et surtout au pronostic. Sa fréquence n'est guère en rapport avec le pouls. Souvent on est frappé de l'accélération et de la perturbation rhythmique des mouvements respiratoires, tandis que la diastole artérielle est lente et régulière. D'après nos relevés, le nombre des inspirations par minute ne devient inquiétant que lorsqu'il dépasse 36. Voici deux séries de résultats numériques qui tendent à prouver ce fait : *guérisons*, 20 inspirations, 24, 36 (au quatrième jour), 36, 36 à plusieurs reprises. — Décès : 20, 24, 25, 6, 30, 36, 40, 42, 42. La respiration précipitée a toujours été suivie de mort. Quant aux autres modifications de cette fonction, voici ce que nous trouvons dans nos documents :

Respiration inégale. . . . 1 cas guéri.
   —   saccadée. . . 1 id. id.
   —   suspirieuse . 7, dont 4 guéris et 3 morts.
   —   bruyante. . . 3, dont 2 guéris et 1 mort.
   —   stertoreuse . 2 morts.
   —   profonde. . . 2 morts.

Un malade s'est plaint de gêne précordiale pendant la respiration, l'auscultation étant négative ; il a succombé, et l'autopsie a fait voir l'intégrité du cœur et de ses enveloppes. Il n'y avait que de l'engouement pulmonaire hypostatique. Nous mentionnons ce fait, parce que M. Tourdes a rencontré une fois la péricardite aiguë avec suppuration (p. 104), sans qu'il y ait eu pendant la vie matité ni douleur précordiale.

Dans deux cas, la mort a été produite par des pneumonies secondaires lobulaires. Dans l'un de ces cas, il y avait en même temps pourriture d'hôpital par suite d'un vésicatoire, et la pneumonie avait passé au degré de l'infiltration purulente.

La chaleur a été généralement normale chez nos malades, abaissée aux extrémités dans 6 cas; chez deux autres, elle était brûlante au front. Dans le passage à la chronicité ou à une convalescence lente, la tendance au refroidissement était manifeste. Ces malades, anémiés, amaigris, toujours couchés, avaient besoin d'un réchauffement artificiel ; la peau de leurs membres restait longtemps rugueuse et froide. Ceux principalement qui passaient à l'hydrencéphalie, et qui, torpides, refusant ou vomissant les aliments, tombaient graduellement dans la cachexie de l'inanitiation, produisaient peu de chaleur, et comme pour en diminuer les surfaces de déperdition, ils se pelotonnaient dans leurs lits, les jambes fléchies sur les cuisses et celles-ci sur le tronc.

7° PEAU ET APPAREIL URINAIRE.

Les éruptions cutanées, que M. Broussais mentionne à peine comme épiphénomènes, méritent une attention particulière. Quoique limitées au tiers du nombre total des cas observés dans notre service, elles ne laissent pas que d'éclairer par quelque endroit l'origine et la nature réelle de l'état morbide complexe que nous étudions.

Érythème scarlatiniforme. . . . . 1 cas.
— rubéoliforme 2
Érysipèle. 4
Taches rosées lenticulaires 4
Pétéchies. 5
Sudamina. 3
Herpès groupé 8
Ectbyma (des fesses) 1
____
28

Il faut observer que, chez plusieurs malades, deux genres d'éruption ont coïncidé (sudamina et taches rosées, etc.), ce qui réduit à 20 le nombre des cas de méningite avec éruption, c'est-à-dire au tiers de notre statistique particulière.

L'érythème scarlatiniforme, pâle et à zones éparses sur le tronc, était prononcé sur les membres; le sujet a guéri. L'un des deux cas, à exanthème rubéoliforme, a été rapidement funeste. La rougeole était bien marquée sur les membres, beaucoup moins sur le ventre et la poitrine; elle existait dès le début, et s'accompagnait de rougeur des piliers et du voile du palais, ainsi que de larmoiement. S'agissait-il d'une fièvre éruptive avec phénomènes nerveux, ou d'une méningite cérébro-spinale? L'hyperesthésie générale, la douleur et la rigidité cervico-dorsale, l'explosion d'un délire violent avec cris et jactitation, strabisme, trismus, etc., ont confirmé l'existence de cette dernière affection. Le doute subsiste encore, même après l'autopsie, sur la valeur réelle de l'exanthème, épiphénomène ou complication. L'homme qui a présenté cette combinaison morbide s'appelait Meilheran, sapeur au 1er régiment du génie, d'une forte constitution, entré en février 1849; il n'offrait, le jour de son entrée, d'autres symptômes que l'éruption mal dessinée, avec angine légère, céphalalgie atroce et vomissements. Les phénomènes cérébraux ont éclaté avec une violence extrême. Mort au bout de trois jours. Injection vasculaire de la convexité du cerveau; traînées purulentes entre les circonvolutions; exsudation plastique à la base médiane et sur la face inférieure du cervelet; sérosité assez abondante dans la pie-mère: séro-pus dans les ventricules; substance cérébrale dense et injectée; lame épaisse de pus concret à la face postérieure de la moelle, surtout au niveau de la portion dorsale; quelques traces de liquide opalin à la face antérieure; deux tubercules durs au sommet du poumon gauche; cœur contenant du sang noir liquide avec quelques caillots fibrineux; psorenterie légère à la fin de l'intestin grêle; 8 plaques réticulées; fate à 14°; articulations intactes.

Sur les 4 cas de méningite avec érysipèle, 3 ont eu une issue funeste ; dans 2 de ces cas, l'érysipèle occupait la face, le cuir chevelu et projetait des irradiations dans le dos.

L'*herpès labialis* a paru environ dans les deux tiers des cas observés à Strasbourg (épidémie militaire) ; aussi M. Tourdes lui accorde une importance proportionnée à la fréquence de ses manifestations. Cette éruption, dont il est inutile de reproduire la description bien connue, ne s'est montrée au Val-de-Gràce que chez 1 malade sur 7 1/2.— M. Tourdes l'a vue se développer ordinairement le quatrième ou le septième jour, une fois seulement le huitième et plus tard ; nous l'avons observée une seule fois le quatrième jour, deux fois le huitième jour, cinq fois plus tard. Quant à la signification pronostique qu'il y attache, nos observations ne la confirment point. Sur 31 cas où l'herpès a été noté, M. Tourdes a compté 15 décès ; ce qui donne à peu près la proportion de l'épidémie tout entière, abstraction faite des méningites foudroyantes : mais si la statistique semble annuler ce phénomène, M. Tourdes lui décerne une valeur réelle d'après le détail des faits ; ainsi l'éruption paraît du troisième au quatrième jour, et c'est alors que s'opèrent les rémissions ; les guérisons ont coïncidé avec les éruptions les plus étendues, et dans beaucoup de cas mortels, elle se montrait à peine. Voici notre réponse à ces inductions : 1° sur 8 cas de méningite avec herpès, 6 ont été mortels ; 2° le seul cas où l'éruption a paru le quatrième jour (jour critique) a été funeste ; 3° les deux guérisons se rapportent à un herpès survenu vers la fin de la maladie, et à un autre herpès qui a coïncidé avec des sueurs profuses, bien autrement efficaces, comme nous le verrons, que l'apparition d'une ou plusieurs grappes vésiculeuses. L'éruption labiale paraît à M. Tourdes l'un des arguments qui militent en faveur de l'existence d'un miasme spécial, cause de la méningite. Nous ne lui reconnaissons ni cette signification étiologique ni ce lien physiologique avec le fond de la maladie. L'herpès est une très-innocente éruption qui est aussi fréquente dans les fièvres intermittentes et dans les fièvres éphémères vernales que dans la méningite ; il ne dénote pas plus une viciation miasmatique du sang qu'il ne suffit à enrayer le travail pathologique si terrible qui s'opère sur l'axe cérébro-spinal dans la méningite épidémique.

Quant au siége de l'herpès, il a occupé 5 fois les lèvres, 2 fois les lèvres et le nez, 1 fois le nez, les lèvres et l'oreille gauche.

Les urines ont coulé à l'insu des malades dans 23 cas ; 7 fois elles se sont accumulées dans la vessie, de manière à déterminer la matité hypogastrique. Leur quantité a été très-considérable chez un malade qui a guéri ;

nous les avons vues troubles, jumenteuses 6 fois, briquetées 2 fois, et 2 autres fois avec un excès considérable d'acide urique et un dépôt rosacique.

COMPLICATIONS.

On ne saurait ranger parmi les complications les troubles de l'appareil digestif qui se rapprochent de ceux de la fièvre typhoïde, tels que météorisme, douleur iliaque, gargouillement, etc. Ces symptômes impriment à la maladie une nuance typhoïde et ils servent à caractériser l'une des formes admises dans sa description nosographique. Les auteurs s'accordent à la considérer comme une phase secondaire de la méningite, comme l'une des transformations qu'elle subit par l'effet de la réaction. Nous tenons à constater ici que plusieurs fois nous avons rencontré, au début même de la méningite, le groupe des phénomènes dits typhoïdes, et ce croisement, cette combinaison d'éléments en apparence hétérogènes aurait jeté quelque obscurité sur le diagnostic, si nous n'avions appris par l'expérience à les démêler et à fixer leur valeur respective. Il est remarquable que dans les cas où l'expression typhoïde était prononcée, l'autopsie en fournissait la justification par le développement plus marqué des follicules et des plaques agminées. Et comme cette dernière lésion s'est montrée fréquemment dans l'ensemble de nos recherches, nous sommes portés à reconnaître dans ces faits une affinité pathogénique, non un résultat de complication accidentelle.

L'épidémie cholérique, qui a pris naissance au commencement de mars 1849, est venue susciter d'autres exemples de ces combinaisons morbides : trois cas, non compris dans la statistique de ce mémoire, ont présenté cette promiscuité de symptômes arachnitiques et cholériques ; d'une part, crampes, refroidissement, yeux caves, cyanose des extrémités, et d'autre part, l'appareil symptomatique de la méningite. A l'autopsie, pus sousarachnoïdien et psorentérie. Dans l'un de ces cas, la forme a été comateuse et foudroyante ; le malade, apporté dans cet état, a les yeux caves, les conjonctives hypérémiées ; il vomit ; les doigts sont rigides et fléchis, comme il arrive à beaucoup de cholériques par l'effet des crampes ; on note encore : trismus, strabisme, dilatation inégale des pupilles, contracture des membres supérieurs, gargouillement iliaque droit et météorisme ; mort une heure après l'entrée, il présente à l'autopsie les lésions qui suivent : pus verdâtre, liquide, festonnant les vaisseaux de la convexité et de la base du cerveau ; même exsudation par places sur la moelle ; psorentérie très-confluente, plaques réticulées ramollies, rate volumineuse et friable, synoviales sèches. Ainsi l'organisme reproduit, dans la mort comme pendant la vie, l'association de trois maladies également épidémiques et léthales. Depuis cette époque de nouveaux faits du même genre se sont produits sous nos yeux. (Voy. GAZ DES HÔPIT.)

Peu de complications thoraciques : chez un malade qui a succombé, on a trouvé les traces d'une pleurésie avec épanchement, datant de plusieurs mois; un autre a été atteint de pleurésie intercurrente au trente-cinquième jour de la méningite, et il a guéri ; un troisième, pris de pleurésie gauche et de pneumonie droite vers la fin de sa méningite, a péri victime de cette complication, aggravée par la dégénérescence d'un vésicatoire dont elle avait nécessité l'application ; un dernier est mort de pneumonie lobulaire double.

Nous avons mentionné plus haut 4 érysipèles dont 2 ont été suivis de mort, ainsi qu'un cas de diphthérite pharyngée et gengivale.

La méningite a frappé quatre de nos malades dans l'état d'ivresse ; l'intoxication alcoolique, après avoir agi comme cause, constituait en se prolongeant une véritable complication ; deux de ces hommes ont succombé.

Deux fois la terminaison funeste a paru hâtée par les accidents de vésicatoire (exsudation couenneuse et pourriture d'hôpital).

Enfin 2 cas de complication médicinale ont été la conséquence de l'usage du calomel ; la stomatite mercurielle est survenue chez deux malades dont l'un est mort et dont l'autre a guéri.

MARCHE.

L'évolution des symptômes a des vicissitudes, tranchées qui constituent les périodes ; l'observation les confirme, mais non d'une manière absolue. Douze fois nous avons vu la maladie débuter par le coma ; tantôt celui-ci dure sans interruption jusqu'à la mort; tantôt il est remplacé par le délire pour reparaître à intervalles plus ou moins rapprochés ; mais dans la majorité des cas ce sont les phénomènes d'excitation qui ouvrent la scène; ils sont trop connus et se répètent avec assez d'uniformité pour qu'il soit inutile de les esquisser à nouveaux frais. Le coma est quelquefois de si courte durée que l'on a pu croire que des malades ont succombé dans la période d'exaltation ; cette terminaison n'est sans doute pas impossible, mais nous n'en avons pas été témoin.

La marche de la méningite est insidieuse : des améliorations passagères, des retours presque soudains de calme et de lucidité, l'apaisement momentané des troubles nerveux, font naître des illusions qui ne tardent point à s'évanouir. Ces fluctuations s'observent dans les premiers temps ; le malade qui a éprouvé du délire, de l'agitation, des contractions spasmodiques, répond aux questions, se déclare exempt de souffrances ; le pouls est calme, la peau fraîche, la face naturelle, le ventre souple, les mouvements faciles ; mais examinez-le de près : le regard est incertain, vague, l'attention difficile, la mémoire confuse, l'humeur maussade ; une pétulance insolite ou la torpeur ont succédé aux divagations, au délire. Ces rémissions ne se renouvellent plus vers la fin.

La fièvre, ainsi qu'on l'a vu, existe quelquefois au début, et se manifeste sous forme d'accès ; le plus souvent elle tombe pour se reproduire dans la dernière période où elle devient continue.

La prédominance relative et la succession des symptômes ont donné lieu à la distinction des différentes formes ; le plus souvent elles se combinent et se mêlent, et, si l'on excepte les faits de méningite foudroyante, la plupart des cas ont des ressemblances telles que lorsqu'on en a vu un seul, on n'est plus exposé à l'hésitation du diagnostic. La division la plus pratique comprendrait deux catégories de méningites, les unes à manifestation complète, les autres à forme incomplète. Il est en effet des cas où l'on n'observe que de la céphalalgie, de la roideur cervicale, des vomissements, de la constipation, et cet état persiste assez longtemps, jusqu'à ce qu'une réaction fébrile vienne le changer ou le compléter. D'autres fois l'ensemble des phénomènes caractéristiques se réalise rapidement.

On a exagéré la fréquence de la forme typhoïde en appliquant cette dénomination à la torpeur où beaucoup de malades restent plongés, après la cessation des symptômes céphalo-rachidiens aigus. Cet état torpide n'est pas sans analogie avec celui des cholériques à réaction encéphalique et que l'on a qualifié aussi de typhoïde sans un discernement toujours exact des conditions organiques et dynamiques de cette phase secondaire. Nous voilà conduit à discuter une forme admise par quelques auteurs, notamment par M. Tourdes, qui l'appelle hectique ; il la décrit en ces termes : « Invasion subite comme pour les autres formes, prompte diminution des accidents conservant une intensité moyenne, remarquable par son opiniâtreté ; douleurs légères ou nulles, ne reparaissant que par intervalles ; délire calme avec hallucinations, prostration des forces extrême, amaigrissement rapide, progrès effrayant du marasme sous l'influence de la lésion profonde de l'innervation. On constate à l'autopsie un commencement de transformation de l'exsudation purulente en fausse membrane vasculaire et en tissu cellulaire blanchâtre et opaque » (p. 142 et 3). Nulle observation à l'appui de cette description. Celle-ci, à peu de nuances près, se rapporte assez bien à 7 cas observés par nous et qui se sont terminés lentement par la mort; leur durée a varié de soixante et un à quatre-vingt-seize jours. Analysons les traits saillants de quelques-unes de nos observations.

Obs. I. — Gallois, du 6ᵉ d'artillerie, âgé de 22 ans, entré le 2 janvier 1848, malade depuis un jour. Hyperesthésie, pupilles contractées, trismus, convulsions cloniques, délire violent, céphalalgie atroce, constipation, 78 à 84 pulsations, puis alternatives d'agitation et d'affaissement, coma dès le troisième jour, mais qui se dissipe après deux jours; retour imparfait de la lucidité. Au septième jour, la langue humide et nette jusqu'alors se sèche, brunit et s'encroûte; des selles diarrhéiques surviennent; il y a du gargouillement iliaque. Ces symptômes disparaissent à leur tour. Au dixième jour, convalescence apparente. Le treizième, retour de la céphalalgie, très-intense; elle persiste avec des rémissions non périodiques, cesse même et revient comme par accès; parole embarrassée; réponses toujours affirmatives, de plus en plus difficiles; affaiblissement de la mémoire; le décubitus, qui avait été mobile et latéral-alterne, demeure dorsal. Le 9 février, le pouls qui était tombé à 60 s'élève le soir à 90, 108; le malade vomit une ou deux fois presque tous les jours, surtout après les repas; l'amaigrissement se prononce; la face est pâle, les yeux ternes; la torpeur va croissant, la mémoire est nulle, la physionomie exprime l'indifférence; l'accélération fébrile du soir atteint 120; à ce moment, les joues sont plaquées de rouge et la chaleur s'élève. Le matin, la température axillaire qui était de 39° c. au début n'est que de 38°; les vomissements redoublent, l'anorexie est complète, les urines s'échappent à l'insu du malade; délire calme la nuit avec hallucinations; la rigidité douloureuse de la nuque n'a jamais cessé; escarres du sacrum et des trochanters; prostration, marasme, mort le soixante-quatrième jour après l'invasion et le soixante-troisième de son traitement à l'hôpital. A l'autopsie, infiltration séreuse sous-arachnoïdienne, aplatissement des circonvolutions, énorme accumulation de sérosité dans les ventricules; infiltration séreuse de la pie-mère spinale.

Obs. II. — Hénot, garde mobile, âgé de 17 ans, entré en mars 1848; malade depuis dix jours. L'invasion a été marquée par un frisson qui s'est répété trois jours à la même heure: hyperesthésie générale, céphalalgie atroce, photophobie, ouïe dure, crampes dans les membres inférieurs, pupilles contractées, jactitation, efforts pour s'échapper, rigidité douloureuse de la nuque et du dos, délire, vociférations, vomissement bilieux, constipation, animation de la face et des orifices muqueux; pouls d'abord à 78, porté promptement à 114 pour retomber à 84; respiration suspirieuse. Les jours suivants, opisthotonos, prostration, gémissements, alternatives d'excitation et de collapsus, herpès naso-labial. Au septième jour, éruption de taches pétéchiales, après deux saignées couenneuses;

puis somnolence prolongée, langue sèche, douleurs iliaques, ventre sensible à la pression de la main, diarrhée provoquée par l'usage des lavements et de quelques laxatifs. Dans la dernière phase qui a duré plus de cinquante jours, torpeur, indifférence, mémoire abolie, surdité, insomnie, pupilles dilatées, vomissements alimentaires presque quotidiens, selles involontaires, émaciation. Poids du corps après deux mois de maladie, = 31 kilogr.; ecthyma des fesses, abcès parotidien, faiblesse extrême. Mort le soixante-dix-huitième jour après son entrée et le quatre-vingt-huitième après l'invasion.

Autopsie. Circonvolutions aplaties, suintement aqueux des coupes pratiquées dans la pulpe cérébrale, amas considérable de sérosité limpide dans les ventricules distendus, infiltration sous-arachnoïdienne de la moelle et liquide accumulé vers son extrémité inférieure.

Obs. III. — Laffaye, garde mobile, entré le 22 avril 1848, malade d'un jour. Excès alcooliques. Céphalalgie intense, yeux sensibles à la lumière, rigidité cervico-dorsale, hébétude, parole embarrassée ; le lendemain, explosion d'un délire violent avec alternatives d'assoupissement; pouls à 72 ; le quatrième jour à 108, et retombant à 78. Le huitième jour, herpès labialis, lucidité. Retour de la céphalalgie, sous forme de paroxysmes quotidiens, opisthotonos le vingt et unième jour; puis torpeur, face abrutie, assoupissement fréquent, mémoire nulle, douleurs lombaires, inappétence, adipsie, vomissements opiniâtres presque quotidiens; pouls variable, de 60 à 95 ; anémie, refroidissement des extrémités, pâleur de la face qui avait été turgescente au début; pression manuelle de plus en plus faible; paralysie des sphyncters ; selles et urines involontaires, défaut d'équilibration et de coordination des mouvements, larmes involontaires ; marasme. Mort le quatre-vingt quinzième jour du traitement à l'hôpital et le quatre-vingt-seizième jour de l'invasion. Mêmes lésions que chez le précédent.

Obs. IV. — Martel, du 74ᵉ régiment de ligne, forte constitution, 27 ans, entré en septembre 1848. Pupilles dilatées, contracture des membres, trismus, rigidité cervico-dorsale, délire violent, jactitation, selles et urines involontaires, 60 pulsations résistantes et pleines, face injectée. Ces symptômes se dissipent après trois saignées (950 grammes), 16 sangsues appliquées aux apophyses mastoïdes et 16 ventouses sur les côtés du rachis ; la glace sur la tête et le calomel à l'intérieur (6 grammes) ont complété le traitement. Après quelques jours de la lucidité et du calme, somnolence, stupeur entrecoupée de subdélire, délire nocturne, hallucinations, pétéchies; puis torpeur, selles involontaires, émaciation considérable. Mort le quatre-vingt-troisième jour du traitement et le quatre-vingt-quatrième de l'invasion.

Autopsie. Point de pus, traces de matière blanchâtre opaque (est-ce le tissu cellulaire de M. Tourdes?) à la base du cerveau dont la substance est consistante ; aplatissement des circonvolutions, ventricules distendus par une grande quantité de sérosité limpide; nul ramollissement de leurs parois qui ont une consistance notable; liquide sous-arachnoïdien très-abondant sur la moelle; couche d'exsudation plastique limitée du tiers supérieur et à l'extrémité de la portion dorsale de la moelle.

A côté de ces faits nous pouvons en placer d'autres qui se sont terminés heureusement; nous n'en citerons que deux :

OBS. V. — Duperchon, garde mobile, entré en mai 1848. Insolation et fatigues, céphalalgie intense, courbature, tintements d'oreille, yeux blessés par la lumière, crampes dans les membres inférieurs, rigidité cervicale, insomnie, délire alternant avec la torpeur, vomissements, pouls variable, face vultueuse; puis opisthotonos, délire continu avec agitation, vociférations, cris hydrencéphaliques, sourcillement incessant, facies grimaçant, fuligo et croûte de la langue, ventre douloureux, constipation succédant à un peu de diarrhée initiale, rétention des urines, épistaxis; érythème scarlatiniforme le dix-huitième jour. Céphalalgie paroxystique, à retours fréquents, tantôt avec gémissements et affaissement, tantôt avec animation et loquacité; de temps en temps selles et mictions involontaires pendant ces paroxysmes qui résistent au sulfate de quinine, au vésicatoire sur la nuque; l'opium les aggrave; ils disparaissent spontanément : alors cessent aussi les vomissements alimentaires qu'ils provoquaient et qui ont contribué à l'émaciation du malade; il sort enfin, faible encore et anémié, après un traitement de soixante-dix jours.

OBS. VI. — Un autre garde mobile, de constitution faible comme les précédents, le nommé Mathieu, entré vers la même époque, a éprouvé d'abord un accès régulier de fièvre; la céphalalgie très-intense qui l'accompagnait ne s'est plus dissipée, et du jour au lendemain les symptômes suivants ont surgi : bourdonnements d'oreille, douleurs lombaires, douleurs contusives dans les membres, pression insupportable sur tout le rachis, trismus léger, rigidité cervicodorsale qui a persisté fort longtemps; parole presque inarticulée, étonnement, divagations, vomissements répétés, pouls à 52-60; vint ensuite un délire aigu, bientôt remplacé par la stupeur avec dysphagie, rétention des urines, gargouillement iliaque, alternatives de fréquence et de lenteur circulatoire. Au quinzième jour, déviation de la langue et de la bouche à droite, hébétude, face inexpressive, apathie, ouïe dure; puis survinrent des paroxysmes céphalalgiques, remarquables par leur périodicité; pendant trente jours, ils se reproduisirent journellement, malgré tous les moyens qui leur furent opposés, augmentant la torpeur ou déterminant une exaltation douloureuse et passagère qui se manifestait par les plaintes du malade et la turgescence de la face; le pouls variait alors entre 84 et 96; une seule fois il s'est élevé à 104; la roideur cervicale se prononçait, des vomissements avaient lieu, l'émaciation et la faiblesse firent des progrès. L'opium, qui échoua dans le cas précédent, réussit ici contre les accès céphalalgiques, rebelles au sulfate de quinine; dès lors l'alimentation, mieux supportée, hâta la convalescence, et le malade put sortir après quatre-vingt-quatre jours de traitement..

Deux autres observations que nous pourrions transcrire de nos cahiers de clinique, nous montreraient une série analogue de phénomènes se déroulant sur une période de 140 et de 151 jours, pour aboutir à la guérison. (Seigne, du 6ᵉ d'artillerie, entré le 5 mai 1848 et sorti le 28 septembre ; Carra, garde mobile, entré le 7 mai et sorti le 16 septembre de la même année.)

Si, comme le dit M. Tourdes, la forme hectique est caractérisée par la longueur de la maladie et la persistance des symptômes, on ne peut refuser d'y comprendre les faits qui précèdent ; mais autant vaudrait appliquer cette désignation aux pleurésies, où la sérosité prédomine parmi les matériaux de l'épanchement, aux hydropleurites qui frappent les sujets faibles ; car, dans les méningites terminées par la mort que nous pouvons rattacher à la forme hectique, l'hydrencéphalie existait soit comme lésion initiale, soit comme résultat d'une inflammation ventriculaire de même date que le pus sus-arachnoïdien qui avait disparu par résorption en totalité ou en partie. D'après quelques observations, nous penchons à admettre l'hydro-méningite comme l'une des formes de la maladie que nous étudions, et son développement plus ordinaire chez des individus chétifs, hydrémiques, épuisés par les excès ou les fatigues.

Au point de vue pratique et anatomique, la méningite épidémique comporte la distinction de trois formes : 1° forme congestionnelle ; 2° forme purulente ; 3° forme hydrencéphalique. C'est à la première de ces formes qu'il faut rapporter un cas de méningite foudroyante, survenue dans le service de M. le professeur Mounier, situé dans le bâtiment C, peu distant de celui où se trouvaient nos malades. Après la mort, survenue en moins de trente-six heures, on n'a rencontré que l'injection très-fine et très-serrée de la pie-mère. A cette forme appartient un cas mentionné par M. Tourdes, où la mort, survenue très-rapidement, n'a pu être expliquée que par la vive injection de la pie-mère. Nous y rattachons aussi trois cas où la guérison a été très-prompte, la médication très-restreinte, les symptômes suffisamment prononcés. Les excès alcooliques nous ont paru prédisposer à la forme congestionnelle, et favoriser son passage à l'hydrencéphalie sans production de pus. Toutefois ce dernier phénomène est le signe presque constant de la méningite épidémique. Les cas qui ne le reproduisent point ne semblent pas identiques avec elle, et se lient accidentellement à ses manifestations : ce sont des maladies arachnitiformes jetées sur les confins ou parmi les précurseurs de l'épidémie, comme nous avons vu diverses affections préluder ou participer au choléra par des contacts et des reflets d'insolite phénoménalité. Tels sont, à l'égard de la méningite épidémique, plusieurs faits d'intoxication alcoolique aiguë qui se sont produits après février 1848, et qui ont oscillé, dans leurs conséquences pathologiques, entre la méningite régnante et les suites ordinaires de l'hypérémie méningo-céphalique.

Comme tous les observateurs qui se sont occupés de la méningite, nous avons été frappé de la marche intermittente qu'elle suit plus fréquemment que ne l'ont pensé MM. Parent et Martinet (1); dès les premiers temps on remarque des alternatives d'aggravation et de rémission. L'invasion elle-même s'opère souvent par un ou deux accès fébriles ; mais c'est surtout quand la maladie se prolonge que l'on est témoin d'une singulière périodicité, qui tantôt porte sur un seul symptôme (céphalalgie), tantôt sur plusieurs (céphalalgie, roideur cervicale, accélération du pouls, vomissements, etc.). De là, pour quelques médecins, l'illusion d'une maladie à quinquina, illusion que de rares succès ou des succès incomplets tendraient à fortifier, si l'on ne se rappelait que dès 1820 M. Lallemand insistait sur l'intermittence des phénomènes spasmodiques de la méningite, et que MM. Parent et Martinet ont consigné dans leur monographie des exemples d'arachnitis avec symptômes tout à fait intermittents sous le type tierce, quotidien, quotidien doublé et quarte (obs. CIII à CVIII).

CRISES.

L'épidémie que nous étudions a-t-elle donné lieu à des phénomènes qui, par leur constance et leur coïncidence avec la solution heureuse d'une certaine proportion de cas, méritent d'être considérés comme critiques ? Les faits vont répondre.

Nulle crise par hémorrhagie. Les épistaxis n'ont pas eu d'influence marquée ; l'enterrorrhagie, observée chez un sujet, l'a tué.

Si nous comptons parmi les guérisons 4 cas où la diarrhée s'est montrée, nous trouvons dans les décès 5 autres où le même symptôme a existé ; 3 cas notés avec selles régulières ont abouti à la convalescence : d'où l'on peut conclure que la liberté naturelle du ventre est une circonstance favorable, que la diarrhée n'aggrave point la maladie sensiblement ; car, dans l'un des 5 cas funestes avec diarrhée, celle-ci avait été provoquée ; mais l'idée de crise ne saurait venir en présence de ces faits.

---

(1) RECH. SUR L'INFLAMM. DE L'ARACHNOÏDE, etc., 1821, p. 481.

Nous avons signalé la coïncidence d'une guérison avec une polyurie passagère ; il serait désirable que de semblables observations vinssent à se multiplier. Dans le choléra asiatique, nous avons fréquemment constaté la solution critique par la voie des urines. La nature des urines a été notée dans 10 cas ; elle n'est point albumineuse. Sur 6 malades qui ont eu l'urine trouble et jumenteuse, 4 sont morts. Les deux cas d'urine briquetée ont eu même fin. Les deux cas à urine chargée d'acide urique et rosacique ont fourni un décès et une guérison. Celle-ci a coïncidé en même temps avec une sudation abondante.

On a vu plus haut que les déterminations sur le tégument externe sont loin d'influer favorablement sur la marche de la maladie. L'ecthyma des fesses a été suivi de mort ; l'ulcération de la peau du sacrum et des trochanters a eu la même conséquence ; elle n'était d'ailleurs qu'un accident ultime. De 2 cas avec vaste escarre du sacrum, 1 seul a guéri, et personne ne sera tenté de rechercher une crise en ce fâcheux épisode. Un malade, le seul de notre statistique qui ait eu un abcès parotidien, a succombé ; un autre, atteint d'orchite spontanée au cinquième jour de la méningite, a guéri.

Restent les sueurs : nous les avons notées profuses, soutenues, dans 6 cas : une fois avec urine sédimenteuse ; une fois avec herpès aux nez, lèvres et oreilles. La guérison a couronné six fois cet effort de l'organisme. Ce mode de solution, non signalé dans les épidémies antérieures, a-t-il manqué ou échappé à l'attention ? Il y a lieu de le rechercher. Nos observations sont à cet égard les premiers éléments d'une série statistique qui a besoin d'être continuée. Mentionnons en passant que, dans l'épidémie cholérique dont nous sommes témoins en ce moment, beaucoup de guérisons sont dues visiblement à des crises sudorales.

DURÉE ET TERMINAISONS.

Il faut considérer ici la méningite du Val-de-Grâce dans son ensemble et dans ses détails individuels. Sa durée ne peut être déterminée exactement. Notre première observation date, il est vrai, de la fin de 1847 (décembre) ; mais il est notoire que des cas sporadiques s'étaient montrés bien avant cette époque, et nous-même avons été témoin du fait de méningite foudroyante que M. C. Broussais a traité en 1843 au Val-de-Grâce, et qu'il a consigné dans une note de son mémoire (MÉM. DE MÉD. MILIT., t. LIV, p. 173). En 1848, les cas se sont accrus jusqu'aux proportions d'une petite épidémie, non encore épuisée à la fin d'avril 1849. Ainsi, début sporadique et peu tranché, déclin apparent vers la fin de 1848, recrudescence plus funeste en 1849 et tendance à l'endémicité ; car en admettant qu'elle a commencé seulement en décembre 1847, elle a déjà une durée de dix-sept mois, c'est-à-dire une durée plus longue que dans les localités qu'elle a précédemment visitées ; elle a persisté un an à Laval, quatorze mois à Strasbourg, sept mois à Nancy, quatre mois au Mans, à Metz, à Montbrison et à Aigues-Mortes, trois mois à Joigny, deux mois à Poitiers, Lyon et Bordeaux, etc.

La durée des cas individuels se lie à leur terminaison : guérison, chronicité, mort.

Il y a des exemples de guérison très-rapide ; M. Tourdes en rapporte (p. 115) qui ont été obtenues en cinq, six et sept jours. Nous comptons 12 faits de guérison rapide, et où la durée de la maladie a varié entre huit et quarante-sept jours. Dans les cas heureux qui n'ont point dépassé huit jours, on ne saurait admettre qu'il y ait eu déposition de pus dans la pie-mère et résorption de ce produit. Force est de les rattacher à la forme hypérémique, irritative, que nous avons admise. Quant à la possibilité de cette résorption, les observations que nous avons sous les yeux ne permettent point de la contester. L'induction physiologique la rend probable, les faits la confirment ; mais il serait difficile de préciser le temps nécessaire à l'accomplissement de cet acte. Il peut être contrarié, ralenti par des circonstances très-diverses. Les seules observations qui fournissent à cet égard quelque lumière sont celles où la mort a été le résultat de quelque intercurrence, alors que la méningite tendait à une solution favorable. Deux fois nous avons eu à déplorer cette façon de catastrophe ; deux fois l'autopsie a révélé les preuves de la résorption commencée et presque achevée. Dans le premier de ces faits, la durée totale de la maladie avait été de dix-huit jours, dans le second, de soixante et un jours. Nous croyons devoir relater l'un et l'autre avec quelques détails.

MÉNINGITE CÉRÉBRO-SPINALE ; RÉSOLUTION PRESQUE COMPLÈTE ; BRONCHOPNEUMONIE
DOUBLE INTERCURRENTE ; MORT.

Obs. VII. — Aze, âgé de 26 ans, du 23e de ligne, constitution bonne, huit mois de service, est entré au Val-de-Grâce (salle 28, n° 52), le 1er février 1849. — Quatre jours d'invasion par céphalalgie intense ; douleur et rigidité cervico-dorsales, suivies bientôt de délire, d'agitation, de grimacements. (Saignée pratiquée à la caserne.)

A son entrée, frissonnements ; 96 pulsations ; respiration précipitée et suspirieuse. (Saignée de 300 grammes; 40 sangsues; calomel, 1 gramme; glace sur la tête.)

Le 2, 74 puls.; frissonnements persistants; chaleur normale; cris; plaintes; urine briquetée. (Calomel, 1 gramme; sinapismes; glace.)

Le 3, 96 puls.; quatre selles; langue blanchâtre, un peu sèche; bandelette nacrée; loquacité. (Même prescription.)

Le 4, 96 puls.; frissonnements pendant la nuit; plaintes; rigidité cervico-dorsale persistante; langue brune; météorisme; trois selles. (Bouillon; eau de Sedlitz; calomel, 0,6.)

Le 5, nuit agitée; cinq selles; gargouillement iliaque. (Eau de Seltz; glace; vésicatoires.)

Le 6, 90 puls.; céphalalgie intense, avec douleurs cervico-dorsales; quatre selles. (Calomel; glaces; deux vésicatoires.)

Le 6 au soir, rémission de tous les symptômes, qui offrent une exacerbation très-marquée pendant la nuit.

Le 7, 96 puls.; gémissements; un peu de contracture des membres supérieurs; narines pulvérulentes. (Calomel, 0,6.)

Le 8, 90 puls.; six selles. (Bouillon; eau gommeuse; potion gommeuse; looch.)

Le 9, deux selles; langue fuligineuse; quelques crachats visqueux.

Le 10, 90 puls.; râles sous-crépitants secs disséminés à la partie postérieure des deux poumons.

Le 11, 108 puls., 40 inspirations; ventre souple; oppression; réponses difficiles. (Eau gomm.; lait et looch.)

Le 12, 100 puls.; rougeur érysipélateuse occupant tout le dos; expansion vésiculaire diminuée; résistance au doigt du thorax percuté en quelques points très-circonscrits de sa base postérieure; râle sous-crépitant sec en arrière.

Le 12 au soir, 102 puls. pleines et fortes; céphalalgie intense. (Glace sur la tête; saignée de 350 gr.)

Le 13, 96 puls.; yeux fixes, égarés, chassieux. (Eau de Sedlitz; limonade; glace.)

Le 13 au soir, délire continu; loquacité; urine involontaire; constipation; mouvements de la tête faciles.

Le 14, 96 puls., 36 inspirations stertoreuses; face injectée; yeux clos; érysipèle étendu au dos et au cuir chevelu. (Sinapismes; vésicatoires; cathétérisme.

Le 15, 132 puls. stertoreuses.

Mort à dix heures du matin.

NÉCROPSIE. — *Crâne.* — Sang noir et fluide dans les vaisseaux un peu volumineux; point d'injection des faisceaux vasculaires déliés; pâleur de la substance cérébrale. En dehors des scissures de Sylvius, deux traînées blanchâtres de 2 millimètres de largeur le long des vaisseaux. Sur ces points la pie-mère est

épaissie et assez résistante; il ne reste plus de pus liquide. Sur la face postérieure de la moelle, à la fin de la portion lombaire, une plaque jaunâtre de
15 millimètres sur 7, où la pie-mère est épaissie et infiltrée de pus concret. Liquide transparent dans les ventricules, en petite quantité.

POUMONS. — Forte congestion de ces deux organes à leur partie postérieure,
avec noyaux d'hépatisation rouge et grise.

ABDOMEN. — Rougeur pointillée à la petite courbure de l'estomac; rate à 12,
décolorée, ainsi que le foie.

MÉNINGITE CÉRÉBRO-SPINALE; RÉSOLUTION PRESQUE COMPLÈTE; POURRITURE
D'HÔPITAL; BRONCHO-PNEUMONIE; MORT.

OBS. VIII. — Arnoult, du 37e de ligne, âgé de 22 ans, huit mois de service,
caserné dans les casemates du fort de Montrouge, est apporté au Val-de-Grâce le
17 février, et placé salle 29, n° 42.

Constitution bonne; invasion de cinq à six jours par céphalalgie avec rigidité
et douleur dans la région cervico-dorsale.

Le 17 au soir, 96 pulsations, petites, serrées; trismus léger; parole facile;
gencives saignantes; constipation de cinq jours. (Saignée de 300 gr.; 10 vent.
scar.; lav. huileux.)

Le 18 au matin, quelques traces de couenne sur la saignée; coagulum volumineux et flasque; nuit agitée; jactitation; vomissement bilieux; météorisme
léger; constipation persistante; douleur cervico-dorsale très-intense avec opisthotonos léger et douleurs névralgiques intercostales. (60 sangsues; lavement
avec 60 gr. de sulf. de soude; calomel, 1 gr.; glace; sinapismes.)

Le 19, 84 puls.; un peu de céphalalgie et de roideur; réponses faciles; une
selle. (Glace; sinapismes.)

Le 20, peau aride; sensibilité normale; moins de roideur cervicale. (Soupe;
sulfate de quinine, 1 gramme.)

Le 21, 60 puls.; nuit calme; ouïe dure; réponses faciles; douleurs lombaires.
(Bouillon; calomel, 1 gr.; glace; sinapismes.)

Le 21 au soir, tête pesante.

Le 22, 78 puls.; ouïe très-dure; rigidité. Le malade se renverse en arrière; il
ne peut plus supporter la glace. (Eau froide sur la tête; calomel, 0,6.)

Le 23, légère diminution du son aux deux bases. (Même prescription; 6 ventouses scarifiées.)

Le 24, deux selles; 84 puls.; respiration bonne, sans râles. (Calomel, 0,8.)

Le 25, douleur articulaire très-forte du coude gauche; bourdonnement d'o-
reille; constipation de trois jours; aspect couenneux des vésicatoires avec ecchymoses. (Bouillon; eau gomm.; pot. gomm.)

Le 25 au soir, éruption roséolique sur tout le corps.

Le 26, douleurs vives aux genoux, ainsi qu'au poignet droit.

Le 27, céphalalgie intense ; joues colorées ; gonflement léger dans les régions parotidiennes.

Le 28, tuméfaction du poignet droit et du genou du même côté. Les taches roséoliques passent à l'état de macules bleuâtres, d'apparence pétéchiale. (Sulfate de quinine, 0,5.)

Le 1er mars, 72 puls.; peu de céphalalgie et de roideur; plus de douleurs articulaires. (Soupe ; bouillon ; pain ; eau gomm.)

Le 2, quatre selles ; douleur à l'épaule gauche ; un peu de loquacité ; sommeil interrompu. La dégénérescence des vésicatoires de la nuque et des mollets persiste au même degré. Amaigrissement considérable. (Soupe ; bouillon ; pomme cuite.)

Le 4, 72 puls.; insomnie ; surdité presque absolue.

Le 5, 72 puls., avec chaleur, face animée, céphalalgie intense, respiration bronchique dans la moitié postérieure et supérieure de ce côté, matité à la base et respiration nulle. (Quatre ventouses scarifiées.)

Le 6, chaleur modérée ; diminution de la douleur pleurétique ; 72 puls. (Eau gomm.; lait id. ; potion stibiée, à 0,2, opiacée, à 0,05.)

Le 7, deux selles. (Même prescription.)

Le 12, sommeil calme ; faciès intelligent ; matité absolue avec absence de la respiration au quart inférieur gauche du thorax. (Dernière potion stibiée.) La tolérance a été complète.)

Le 19, les plaies des vésicatoires se sont changées aux mollets en larges et profondes ulcérations sur lesquelles on tente en vain tous les modes de pansement. Les chairs sont flasques, décolorées, la peau sèche, les pommettes souvent injectées. (Eau gomm. chlorurée ; potion vineuse avec extrait de quinquina ; frictions alcooliques camphrées sur les membres.)

Le 21, épistaxis ; vomissement alimentaire le soir.

Le 21, peau rugueuse, contrastant par sa pâleur avec la coloration de la face. (Pot. vineuse avec extrait de quina ; eau gomm. chlorurée; bain.)

Le 27, 96 puls. faibles ; gangrène des vésicatoires plus étendue.

Le 28, 96 puls.; peau froide ; face pâle et abattue ; douleur vive au mamelon droit ; sonorité bonne à la base gauche. (Ventouses scarifiées, l. d.)

Le 29, plus de douleur pleurétique ; balbutiement ; réponses incohérentes ; divagations.

(Mort à onze heures du soir.)

NÉCROPSIE quarante heures après la mort.

CRANE. — Pas d'injection notable· Un tissu dur, résistant, blanchâtre, recouvre le chiasma des nerfs optiques et l'espace interpédonculaire. Même transformation du tissu cellulaire qui recouvre le vermis supérieur du cervelet.

Ramollissement léger et général du cerveau.

Les ventricules latéraux sont distendus par une sérosité trouble, lactescente.

qui existe surtout en grande quantité dans la corne postérieure et la corne anté-rieure. Ramollissement du *septum lucidum* et du trigone, qui n'offrent plus qu'une pulpe méconnaissable.

Dilatation des troisième et quatrième ventricules, avec ramollissement de leurs parois.

Ramollissement de la moelle. On rencontre quelques opalescences et quelques stries blanchâtres au niveau du renflement lombaire.

ABDOMEN. — Rate augmentée de volume et moins consistante.

THORAX. — *Poumons.* — Hépatisation rouge lobulaire du lobe inférieur gau-che, avec quelques granulations tuberculeuses ; hépatisation grise et ramollis-sement du lobe inférieur droit.

Les guérisons lentes forment un total de 10 cas ; la durée de la maladie y a varié de trente à cent cinquante et un jours ; la convalescence a été en-travée, 1 fois par des symptômes de pleurésie tuberculeuse, 4 fois par une céphalalgie tenace, irrégulièrement périodique, ou par des douleurs névral-giques dans toute l'étendue des membres inférieurs, 2 fois par des symp-tômes typhoïdes, 1 fois par la surdité consécutive, 2 fois par des vomisse-ments rebelles. Cette catégorie de guérisons comprend une partie de nos méningites qui peuvent être considérées comme chroniques, si l'on admet cette forme avec plusieurs auteurs ; l'autre partie entre dans la catégorie des morts lentes.

Notre nécrologe indique 21 cas de mort rapide dont 1 a été apporté dans l'agonie à l'hôpital ; 3 ont succombé six heures après leur entrée, les au-tres du troisième au dixième jour ; dans un cas où la guérison paraissait assurée, la mort est survenue inopinément le cinquième jour, par suite d'une hémorrhagie intestinale. Deux autres cas ont été influencés d'une manière fatale par le choléra. 6 fois la mort est arrivée du quatorzième au vingt-cinquième jour, par le progrès naturel de la maladie.

7 fois la mort a été lente, et l'autopsie a permis de constater la disten-sion des ventricules par un liquide aqueux, avec ramollissement plus ou moins marqué de la pulpe cérébrale. La durée de ces cas a varié de soixante et un à quatre-vingt-seize jours. L'inanitiation, suite inévitable du vomissement journalier des aliments, a joué un rôle évident dans le dénoû-ment de plusieurs de ces cas.

ANATOMIE PATHOLOGIQUE.

Nos observations anatomo-pathologiques embrassent 44 autopsies, dont 38 provenant de la clinique.

15 fois, réplétion des vaisseaux, injection de la pie-mère, extravasations sanguines sous-arachnoïdiennes.

9 fois, état sablé, piqueté de la substance cérébrale, cette injection étant très-prononcée ; nous avons omis les cas où elle était légère.

5 fois, injection des parois ventriculaires.

27 fois, infiltration purulente de la convexité et de la base du cerveau ; 2 fois de la convexité seule, 4 fois de la base seule ; 11 fois la distribution du plasma n'est point indiquée.

27 fois, l'infiltration purulente siégeait presque exclusivement à la face postérieure de la moelle, 8 fois à la face postérieure et antérieure ; 4 fois elle prédominait à la queue de cheval.

Dans 1 cas, le pus n'existait que sur la moelle, par places ; le cerveau offrait un peu d'infiltration sous-arachnoïdienne, limitation pyogénique que MM. Parent et Martinet se plaignent de n'avoir jamais pu rencontrer (p. 549). Le pus en était en général assez consistant, plus ou moins mêlé de plasma, si ce n'est dans 5 cas où il était tout à fait liquide, notamment dans ceux qui ont été influencés par le choléra ; nous l'avons examiné au microscope avec M. le docteur Dujardin fils, et nous y avons reconnu les globules du pus.

Les lactescences ou plaques d'épaississement blanchâtre de l'arachnoïde, avec densité plus grande de son tissu et perte de sa transparence et de son poli, ont été rencontrées dans 5 cas où il n'existait plus de matière purulente.

Dans 18 cas, les ventricules contenaient un dépôt anormal, savoir : dans 1 cas, mort en dix-huit heures, sérosité sanguinolente ; dans 8 cas, mort du deuxième au dix-septième jour, quelques cuillerées de sérosité louche, et quelques traces de pus floconneux dans la corne postérieure ; dans 3 cas, sérosité limpide abondante avec ramollissement des parois, 1 fois ; induration, 1 fois, et consistance normale, 1 fois ; la mort avait eu lieu du soixante-quatrième au quatre-vingt-seizième jour. Enfin, dans les 6 cas restants, la collection formée par un liquide séreux blanchâtre était plus ou moins abondante, et les parois ventriculaires toujours plus ou moins ramollies ; la mort était survenue du trente-sixième au soixante-douzième jour.

Des lésions thoraciques ont été notées dans 11 cas ; pneumonie passée au troisième degré, 1 fois ; pneumonie lobulaire, 1 fois ; congestions pulmonaires hypostatiques, 9 fois ; épanchement séro-purulent dans le péricarde, 1 fois ; des flocons fibrineux nageaient dans ce liquide, et la membrane séreuse était le siége d'un pointillé rouge très-prononcé.

Dans ce dernier cas, il y avait aussi du pus phlegmoneux dans presque toutes les articulations, et jusque dans les gaînes tendineuses; pointillé rouge des synoviales; chez un autre malade qui n'a vécu que quatre jours et dont le sang était remarquable par sa diffluence, le pus existait dans les articulations fémoro-tibiales, dans la cubito-humérale et dans la scapulo-humérale droites. Dans un cas de méningite cholériforme, les surfaces articulaires étaient sèches.

2 fois la muqueuse gastrique était mamelonnée, 1 fois avec teinte rosée, 1 fois avec infiltration sanguinolente; elle a présenté 1 fois une rougeur pointillée, et 1 autre fois une injection piquetée le long de la grande courbure. La lésion la plus commune de l'intestin consistait dans le développement et dans la confluence des follicules dites de Brunner; nous l'avons observé dans les deux tiers des cas; les plaques de Peyer étaient en même temps plus apparentes, pointillées de noir ou légèrement réticulées; 5 fois les plaques étaient gauffrées et saillantes; chez un sujet qui a présenté la forme foudroyante comateuse, elles étaient ramollies; 1 fois la psorentérie était plus marquée dans le cœcum que dans l'intestin grêle; chez un autre malade, le tiers inférieur de l'intestin grêle avait ses parois notablement amincies; 2 fois nous avons noté la congestion hépatique, 9 fois l'augmentation du volume de la rate.

La formation du pus sous-arachnoïdien est sans contredit le trait saillant de ce tableau, le document le plus significatif de ces monotones archives de la mort. Nous l'avons trouvé chez un homme apporté mourant à l'hôpital, sans renseignements; chez un autre qui a vécu six heures dans notre service; chez un troisième qui y a passé vingt-quatre heures après quinze heures d'indisposition antérieure; chez un quatrième malade qui a vécu quatorze heures sous nos yeux, etc. Le pus a été noté 39 fois sur 44. Il se dépose sur le cerveau en nappe, en calotte, par plaques, en liseré et festons le long des vaisseaux, disposition qui tient à la pie-mère elle-même, siége de cette exsudation morbide; il forme à la moelle une gaîne plus ou moins complète; le plus souvent il étend sur sa face postérieure une lame opaque ou mince, interrompue ou continue; il tend à s'accumuler, en raison de la déclivité, vers la queue de cheval; c'est encore cette cause physique qui explique sa déposition à la face postérieure de la moelle dans le décubitus dorsal, sa prédominance à la base du cervelet et du mésocéphale, sa concentration dans la corne postérieure des ventricules. Jamais de pus à la surface libre de l'arachnoïde, et tandis que les autres séreuses versent dans la cavité même de leur sac les produits de leur inflammation, ils s'épanchent ici dans les mailles de la pie-mère, en dehors de la cavité arachnoïdienne; le feutrage serré du tissu fibreux sous-pleural et sous-péritonéal, d'une part, et la laxité de la trame celluleuse sous-arach-noïdienne d'autre part, font comprendre cette exception à la loi générale des phlegmasies des séreuses. Nous avons rencontré deux fois du pus dans les articulations ; M. Corbin l'a constaté 4 fois dans l'épidémie d'Orléans (1847—1848).

Les altérations du cerveau se sont bornées à l'injection sablée de sa pulpe dans les cas de courte durée, au ramollissement des parois ventricu-laires ou de la cloison médiane dans les cas d'hydrencéphalie consécutive ; une seule fois, et chez un sujet qui est mort postérieurement à la rédaction de la statistique de ce travail, des traces certaines d'encéphalite ont été re-marquées par mon chef de clinique, M. le docteur Tholozan, qui a pratiqué l'autopsie ; voici cette observation.

MÉNINGITE CÉRÉBRO-SPINALE COMPLIQUÉE D'ENCÉPHALITE ; PIQUETÉ PAR PLACES ; ÉTAT GRENU AVEC TACHES JAUNATRES DE LA SUBSTANCE CÉRÉBRALE.

Obs. IX. — Fredé, âgé de 22 ans, d'une constitution forte, du 27ᵉ de ligne, est entré le 24 mars 1849, salle 29, n° 7. — Douze heures d'invasion, pas de rensei-gnements. Le malade présente à la visite les symptômes suivants : décubitus la-téral, membres fléchis, rigidité cervico-dorsale, paupières occluses, pupilles contractées, réponses nulles, agitation, trismus, 55 p. petites, mais roides. La pression des apophyses épineuses éveille de la douleur que le malade exprime par des cris et de l'agitation. *Pouls veineux sur la jugulaire.* (D. lim.; po-tion calomel, 1 g. ; glace ; sinapismes ; saignée de 500 g.; 12 ventouses.)

Le 24 au soir, urine volontaire, matité précordiale assez étendue, bruits du cœur parcheminés, 60 p., agitation, parole à demi articulée. Les pulsations de la jugulaire sont moins prononcées. (70 sangsues aux apophyses mastoïdes; ca-lomel, 05.)

Le 25, 75 p., diminution de la matité précordiale, plus de pouls veineux, pu-pilles contractiles, déglutition difficile, agitation, urine volontaire, point de selles. (Eau gommeuse ; glace; lavement de sulfate de soude; 1 gramme de calomel.)

Le 25 au soir, 65 p., calme dans la journée, décubitus dorsal, pouls très-fai-ble, paupières entr'ouvertes, pupilles peu contractées, bruits du cœur normaux et réguliers. (Lavement purgatif.)

Le 26, 66 p., coma commençant, sensibilité un peu obtuse, respiration suspi-rieuse, paupières entr'ouvertes et pupilles contractées. Une selle sentie, urine volontaire. pouls très-faible. (Eau gommeuse ; glace ; 3 vésicatoires ; calo-mel, 0,5.)

Mort le 26, à neuf heures du soir.

Nécropsie. — Crane. Injection très-vive des vaisseaux sous-arachnoïdiens. Couche de pus assez épaisse sur le chiasma et l'espace interpédonculaire. Plaques purulentes dans la pie-mère, à la surface et aux scissure du cerveau de Sylvius, séparées par de petites ecchymoses; traces de pus sur le vermis supérieur; traînées purulentes dans presque toutes les anfractuosités de la convexité du cerveau.

L'arachnoïde et la pie-mère, très-injectés, se détachent facilement de la substance cérébrale.

Coloration rougeâtre avec état sablé de toute la substance grise du cerveau, du cervelet, de la protubérance et de la moelle. La substance blanche du centre ovale est fortement sablée par îlots; les grains de ce piqueté rouge sont, dans quelques îlots, rapprochés et du volume d'une tête d'épingle. Cette injection est plus prononcée à la partie antérieure de l'hémisphère droit; au voisinage des portions les plus sablées, la substance cérébrale présente une teinte d'un jaune safrané; quand on passe la lame du scalpel sur ces points, la substance cérébrale y présente un aspect grenu très-remarquable. Peu de sérosité purulente dans la corne particulière des ventricules.

Rachis. Le réseau de la pie-mère spinale est infiltré de pus, principalement à la partie postérieure où la couche purulente, d'un jaune sale, avec reflet verdâtre, présente une épaisseur de 3 millimètres. Consistance moindre de la moelle.

Abdomen. Rien de notable sur la muqueuse intestinale. Arborisations noirâtres, ardoisées, de la muqueuse du grand cul-de-sac. Injection assez vive du petit cul-de-sac.

Thorax. Rien de notable. Cœur normal.

Quant aux rapports du siége des altérations avec les symptômes et la marche de la méningite, point de résultats constants. Dans 9 cas à forme comateuse et foudroyante, le pus occupait 1 fois les anfractuosités du sommet et les scissures de Sylvius; 7 fois il prédominait à la base (cervelet, bulbe, protubérance, chiasma des nerfs optiques); 1 fois il n'existait qu'à la face inférieure du cerveau et du cervelet; 8 fois sur 9, il y avait dans ces cas une sérosité purulente ou du pus dans les ventricules; la quantité de ce liquide s'est élevée 1 fois à 250 grammes. Toutefois la prédominance de l'exsudation purulente à la base se retrouve dans 3 cas où le délire a été opiniâtre et violent. Dans toutes les méningites à allure chronique et signalées par la persistance de la torpeur, les ventricules étaient distendus par l'accumulation de la sérosité. L'opisthotonos était prononcé dans les cas où l'on observait sur la moelle une couche purulente plus étendue; cependant, chez un malade qui avait présenté une roideur tétanique du cou avec renversement de la tête en arrière, il n'existait qu'une infiltration de pus peu abondante à la région dorsale de la moelle.

RÉSULTATS ET TRAITEMENT.

Les 60 observations tirées de la clinique donnent 31 morts rapides ou par les progrès naturels de la maladie, 7 morts par hydrencéphalie, 12 guérisons franches, 10 incomplètes ou lentes.

1° *Guérisons franches* (12 cas).

Saignées générales. Des 12 malades compris dans cette catégorie, 8 ont été saignés, savoir : 5 une seule fois, à 300 grammes en moyenne ; 3 deux fois dans la même mesure.

Sangsues. Elles ont été appliquées dans 10 cas, dont 4 n'ont pas subi de saignée générale ; le total des sangsues dépensées s'élève à 280 ; ce qui fait une moyenne de 68 sangsues pour chacun des 10 malades appartenant à ce groupe.

Ventouses scarifiées. La moyenne des ventouses appliquées à chaque malade est de 11.

Vésicatoires. Ils ont été employés chez 4 malades, deux fois à la nuque, deux fois aux cuisses.

Calomel. Nous l'avons donné à 7 malades, à doses réfractées ; la dépense totale de ce médicament s'étant élevée à 31 grammes, chaque malade en a pris 4 à 5 grammes en moyenne.

2° *Guérisons lentes* (10 cas).

Saignées pratiquées dans 7 cas, une fois dans 5, deux fois dans 6 (moyenne des saignées faites, 300 grammes).

Sangsues appliquées à 9 malades, dont 3 n'ont pas eu de saignée générale ; total des sangsues employées, 430 ; moyenne par malade, 43.

Ventouses. Même proportion que pour les cas de guérison rapide.

Vésicatoires posés dans 7 cas, trois fois à la nuque et quatre fois à la nuque et aux cuisses.

Calomel administré à 5 malades dans la proportion moyenne de 3 gr.

3° *Morts rapides ou par progrès de la méningite* (31 cas).

Saignées pratiquées dans 22 cas, quatorze fois à 300 grammes, six fois à 600 grammes en deux saignées, deux fois à 900 grammes en trois saignées.

Sangsues employées chez 27 malades, dont 7 n'ont pas été soumis à la saignée générale ; total des sangsues consommées pour cette catégorie de malades, 1,620 ; moyenne individuelle, 60.

Ventouses. Même moyenne que précédemment.

Vésicatoires appliqués quinze fois, trois fois à la nuque, douze fois à la nuque et aux cuisses.

Calomel donné onze fois à la dose moyenne de 3 à 4 grammes.

4° *Morts lentes par hydrencéphalie* (7 cas).

Saignées faites dans 6 cas, à 300 grammes en moyenne; 2 de ces malades ont été saignés une fois, 3 deux fois et 1 trois fois.

Sangsues. Les 7 malades dont il s'agit ici ont coûté 350 sangsues; moyenne, 50.

Ventouses, comme pour les autres.

Vésicatoires appliqués à 6 malades, deux à la nuque et quatre fois à la nuque et aux cuisses.

Reprenons ces données pour l'appréciation de la médication antiphlogistique appliquée au traitement de la méningite cérébro-spinale ; en divisant les quantités totales du sang tiré de la veine, et le chiffre total des sangsues employées dans les quatre catégories par le nombre des malades qui entrent dans chacune d'elles, on arrive à ces moyennes :

Catégories.	Moyenne des saignées.	Moyenne des sangsues.
1° guérisons rapides.	275 grammes	23
2° — lentes.	510 —	43
3° morts rapides et graduelles . . .	300 —	53
4° — lentes par hydrencéphalie.	471 —	50

Il ressort de ce tableau que le minimum d'émissions sanguines correspond aux guérisons les plus rapides, et le maximum aux guérisons lentes ; que ceux qui sont morts rapidement ou par les progrès naturels de la maladie, ont été moins saignés que ceux qui sont morts lentement ; que les convalescences tardives comme les morts tardives coïncident avec le maximum des déplétions sanguines.

En fondant les résultats qui précèdent en deux catégories générales, on obtient d'autres moyennes :

Catégories.	Moyenne des saignées.	Moyenne des sangsues.
1° guérisons rapides et lentes. . . .	380 grammes	32
2° morts rapides , progressives et lentes.	333 —	51

Ici les différences s'affacent ; sangsues et saignées se compensent, de manière à niveler les deux catégories ; d'où l'on conclurait avec une apparente raison que les évacutions sanguines n'exercent point d'influence appréciable sur la terminaison de la méningite, puisque ceux qui ont succombé ont perdu autant de sang en moyenne que ceux qui ont guéri ; mais ce n'est là que de la statistique brute, et pour ainsi dire à distance des faits dont elle perd de vue les éléments caractéristiques. Si les guérisons rapides coïncident avec le minimum d'émissions sanguines, c'est qu'elles comprennent plusieurs cas à forme congestionnelle qui se sont terminés promptement et à peu de frais ; si les morts rapides et progressives ont succédé à des déplétions plus faibles que les morts lentes, c'est qu'on n'a pas eu le temps de saigner itérativement dans plusieurs cas à forme foudroyante, et l'un d'eux n'a même point permis l'intervention de l'art, tant la mort a été prompte.

Toutefois les données statistiques qui précèdent conduisent à deux inductions importantes : 1° les guérisons rapides, au nombre de 10, ont été obtenues, avec une dépense de sang environ moitié moindre que les guérisons lentes au nombre de 12 ; 2° les émissions sanguines paraissent favoriser le passage de la méningite à l'hydrencéphalie ; car les 7 morts lentes par cette lésion et les 10 convalescences rendues tardives par la même cause fournissent un total de 17 cas où les antiphlogistiques ont été employés avec le plus d'énergie.

Conclurons-nous que dans la méningite cérébro-spinale les saignées sont plus nuisibles qu'utiles ? Pour nous décider à répéter cette assertion, nous aurions besoin de savoir : 1° comment se seraient terminés, sous l'influence d'une autre médication, les 38 cas de notre nécrologe ; 2° si les 22 guérisons obtenues avec ou malgré l'emploi des antiphlogistiques eussent été le bénéfice certain d'une médication différente.

Au reste, ces moyens ont eu une efficacité incontestable dans quelques faits particuliers qu'une statistique ne peut faire ressortir, et qu'il serait trop long de rapporter en détail. Il faut dire encore que la plupart de nos malades, excepté les cas d'invasion foudroyante, nous ont été envoyés plusieurs jours après le début de la méningite ; or, dans cette affection comme dans les inflammations aiguës, les antiphlogistiques perdent de leur utilité à mesure que l'on s'éloigne du moment de l'invasion ; ils ne guérissent pas plus une méningite suppurée qu'ils ne jugulent une pleurésie qui a rempli de pus un côté de la poitrine ; c'est dans la période congestionnelle qu'ils sont indiqués, sans que nous prétendions qu'ils aient, même à cette époque, le pouvoir d'arrêter toujours les fluxions si énergiques qui s'opèrent sur le tissu sous-arachnoïdien. Les saignées générales ont donné des résultats moins évidents, même alors qu'ils étaient passagers, que les déplétions, continues à la base du crâne, au moyen de six à huit sangsues renouvelées de deux en deux heures. En même temps que nous établissions aux apophyses mastoïdes ces deux fonticules de sang, nous prescrivions la réfrigération continue de toute la surface crânienne, à l'aide de cinq ou six fragments de glace interposés entre deux linges ; une toile cirée placée sous la tête du malade et pliée en rigole par son bord inférieur, deux éponges disposées sur les épaules pour absorber l'eau provenant de la fonte des petits glaçons, complétaient cet appareil, très-préférable à la vessie remplie de glace ; celle-ci est difficile à maintenir ; elle fatigue le malade par son poids et ses déplacements ; elle ne touche que par quelques points la région qui exige un refroidissement continu et général.

Les purgatifs ont été fréquemment employés par nous, non à titre de médication spéciale ni même principale, mais pour combattre la constipation habituelle des malades, quand elle ne cédait point aux lavements ; rarement nous y avons eu recours dans les premiers jours de la maladie, et d'une manière suivie ; l'huile de ricin, le sulfate de soude, l'eau de Sedlitz, et dans les cas où ces médicaments échouaient, l'huile de croton tiglium, à la dose de 5 centigr. dans une potion émulsive, servaient à remplir cette indication. Leur action, précaire, variable, n'a pas été suivie de changements décisifs dans l'état général des malades ni dans la marche de l'affection ; mais nous n'avons point remarqué que la diarrhée, provoquée passagèrement chez quelques malades par l'usage de ces moyens, eût une influence fâcheuse sur le cours et l'issue de la méningite ; jamais ils n'ont déterminé ces diarrhées rebelles notées par d'autres observateurs et qui constituaient un danger de plus (M. Forget).

L'usage fréquent que nous avons fait du calomel ne nous a point révélé les graves inconvénients que lui attribuent M. le professeur Forget, et M. Rollet. Jamais nous ne l'avons vu produire les graves symptômes de gastro-entérite avec diarrhée et ballonnement du ventre, qui ont décidé ce dernier à n'y recourir qu'avec la plus grande prudence. M. Forget, qui ne l'a employé que 6 fois (GAZ. MÉD ; 1842, n° 20), lui impute des effets *désastreux*, tels que diarrhée fâcheuse, coliques, stomatite gangréneuse (1 fois), ulcération de l'intestin (1 fois), et sur 6 malades qui l'ont pris, il en a perdu 5. M. Tourdes n'entre point dans des détails suffisants sur les résultats de la médication hydrargyrique ; mais il note que sur 3 malades qui ont salivé par l'effet du calomel, 2 ont guéri. A ces données, ajoutons celles de notre statistique. Nous avons prescrit le calomel à la dose de 0,5

51

et de 0,6 ; dans le plus grand nombre des cas, cette dose a été portée dès le premier jour à 1 gramme, et administrée en 4 ou 6 fois avec toutes les précautions nécessaires à l'ingestion de ce médicament. Dans 29 cas où nous avons noté son action sur le tube digestif, 18 fois il n'a point suffi à rompre la constipation dans les trois premiers jours de son administration ; 1 fois il n'a point aggravé une diarrhée qui datait d'un mois, quoique le malade en ait pris 6 grammes et demi ; 5 fois les selles sont revenues ou se sont maintenues avec assez de régularité; 5 fois il a provoqué la diarrhée, une seule fois à dix selles par jour ; dans l'un de ces cas, la diarrhée a été passagère et a été suivie de constipation ; 1 fois il a déterminé des selles involontaires. Quant aux lésions trouvées après la mort, on a vu qu'elles ont été peu nombreuses dans l'intestin, si l'on excepte la psorentérie, qui n'a aucun rapport avec l'action du calomel ; une seule fois les plaques agminées étaient le siége d'un ramollissement borné à la muqueuse ; le malade qui les a présentées n'avait pris qu'un seul gramme de calomel, et rien d'analogue n'a été rencontré chez d'autres qui en avaient pris de 8 à 12 grammes ; le malade qui a succombé à une hémorrhagie intestinale avait ingéré 5 grammes de calomel ; mais il n'existait aucune altération de la muqueuse. 2 fois la salivation est survenue ; l'un de ces cas s'est terminé par guérison, un troisième cas de guérison après la salivation exi te en ce moment dans notre service ; en voici l'observation.

MÉNINGITE CÉRÉBRO-SPINALE AVEC PNEUMONIE INTERCURRENTE ; EMPLOI DES MERCURIAUX ; SALIVATION TRÈS-ABONDANTE ; AMÉLIORATION RAPIDE.

(Salle 29, n° 5.)

OBS. IX. — Houé, âgé de 24 ans, du 18e de ligne, atteint d'ichthyose serpentine générale, entra au Val-de-Grâce le 7 avril 1849, après six heures d'invasion.

Début brusque par céphalalgie, étourdissements, vomissements. A la visite, il présente les symptômes suivants : décubitus latéral fléchi, la tête en arrière, rigidité cervico-dorsale légère, hyperesthésie, douleurs lancinantes fronto-occipitales, vue trouble, 80 p. faibles, peu de chaleur, constipation de deux jours. (60 sangsues, 15 ventouses, glace, sinapismes.)

Le 8 au matin, peau froide, frissons depuis le début de la maladie, respiration saccadée ; par moments, petites secousses tétaniques du tronc entier ; vue nette; réponses lucides ; nuit calme ; selle et urine involontaire; soif vive ; 85 p. assez fortes ; rachialgie à la pression. (D. eau gommeuse; potion de calomel, 1 gramme; 20 sangsues; glace.)

Le soir, 80 p.; décubitus dorsal; regard intelligent (20 sangsues.)

Le 9, quelques plaintes dans la nuit; urine volontaire; 2 selles; langue blanchâtre; 80 p.; douleurs frontales lancinantes. (Eau gommeuse; calomel, 1 gr; onguent mercuriel, 30 grammes; sinapismes.)

Le soir, chaleur; douleur sous-mammaire droite avec râle sous-crépitant. (Vésicatoire à la nuque; 6 ventouses scarifiées au thorax.)

Le 10, nuit calme; quelques râles sous-crépitants à la base partie droite; 90 p. faibles; commencement de salivation. (Calomel, 1 gramme; 10 grammes d'onguent mercuriel.)

Le 11, 80 p. sans chaleur; plus de céphalalgie; sonorité bonne à la base droite, avec quelques bulles de sous-crépitation sous le mamelon droit; peu de toux; dysurie; urine abondante et colorée; 6 selles. (Calomel, 1 gramme; 10 grammes d'onguent mercuriel.)

Le 12, 46 p. grêles; submatité au quart inférieur du thorax, s'étendant en avant jusqu'au niveau du mamelon; respiration nulle en arrière à la base. bonne au sommet postérieur; souffle et sous-crépitation humide dans le creux axillaire. Herpès labialis; salivation; 4 selles. (Calomel, 1 gramme; 20 grammes d'onguent mercuriel; 15 sangsues au thorax.)

Le soir, 70 p.

Le 13, assoupissement pendant la nuit; douleurs dentaires; 70 p.; plus de céphalalgie ni de rachialgie; épistaxis légère; plus de douleur pleurétique. (Crème; riz; eau gommeuse; gargarisme opiacé; potion vineuse.)

Le 14, expectoration mucoso-salivaire; gencives gonflées; incisives inférieures vacillantes. (Panade; quart de vin; eau gommeuse; gargarisme acidulé.)

Le 15, 70 p., sommeil léger; une selle; urine trouble; haleine fétide. (Sp.: lait pr.; lim.; garg. acid.)

Le 16, quelques râles sous-crépitants en dehors du mamelon droit. (Q. panade; m. de vin; lim.; garg. acidulé; alun pulv.)

Le 18, gonflement léger des régions sous-maxillaires; constipation de trois jours.

Le 19, 60 p. petites; langue tuméfiée et portant l'empreinte des dents.

Le 20, le malade se lève; amaigrissement assez notable; faiblesse musculaire.

Le 21, le 22, le 23, insomnie causée par la salivation et les douleurs dentaires auxquelles le malade est sujet. La salivation continue; le malade en remplit deux crachoirs. Plus de céphalalgie, plus de rachialgie; mouvements faciles; intelligence intacte (1).

En réunissant ces 3 cas de méningite traitée par la salivation mercurielle avec les 3 cas de M. Tourdes, on constate 4 guérisons pour 2 décès : ré-

---

(1) Cet homme est sorti entièrement guéri.

sultat infiniment plus heureux que celui de toutes les autres médications essayées jusqu'à ce jour, et qui est de nature à encourager de nouvelles tentatives ; c'est donc comme altérant, et non comme purgatif, que le calomel promet quelques chances de succès. On peut s'étonner qu'il ne produise pas plus souvent la sialorrhée chez les individus atteints de méningite ; ce phénomène semble être la condition de sa réussite; toutefois, en supputant les cas où les malades ont pris plus de trois doses de calomel dès le début sans saliver, on arrive encore à une proportion de guérisons supérieure à la moyenne générale des guérisons obtenues dans les épidémies antérieures : 9 décès, 9 guérisons, tandis que sur 1,035 méningites M. Broussais a compté 592 morts, 1 mort sur 1,76, c'est-à-dire que sur deux malades on n'en a pas toujours sauvé un.

Nous avons expérimenté l'opium dans 12 cas, dont 11 ont guéri. Ce résultat serait merveilleux, s'il n'y avait à démêler les éléments de la statistique qui le fournit. D'abord l'opium n'a été pris au début de la maladie que dans 6 cas, et jamais il n'a été employé seul ; sur ces 6 malades, 1 es mort ; il avait été saigné une fois et soumis à une application de 30 sangsues ; 1 a guéri rapidement (en 14 jours); il n'a pas été saigné, mais on lui a mis 100 sangsues, 3 vésicatoires et de la glace sur la tête ; dans un troisième cas, l'opium a été vomi ; dans un cas, l'opium a augmenté la céphalalgie, et la guérison a exigé soixante dix-huit jours ; dans un cas, la maladie est devenue chronique ; enfin, l'opium n'a pas eu d'influence marquée dans le sixième cas de cette catégorie. Chez un malade, l'opium, administré plusieurs jours après l'invasion et à la suite des émissions sanguines, a aussi augmenté la céphalalgie. Deux fois nous y avons eu recours, après l'insuccès du sulfate de quinine, et dans ces deux cas, sept doses d'opium de 0,05 à 0,25 n'ont pas sensiblement modifié la marche des symptômes. Trois fois nous l'avons prescrit, dans la convalescence, contre des paroxysmes céphalgiques ; deux fois avec succès ; une fois il a été mal toléré et remplacé avec avantage par une potion avec 2 grammes d'eau distillée de laurier-cerise, et 0,025 de morphine. L'opium a été donné 2 fois dans la forme céphalalgique, 2 fois dans la forme céphalalgique et délirante, 2 fois dans la forme délirante, 6 fois dans la forme céphalalgique et convulsive à laquelle appartient le seul décès de cette série ; la dose initiale du médicament a été de 0,05, et chez un seul malade qui a guéri, de 0,3 ; elle a été portée graduellement à 0,25, et une seule fois à 0,3 ; 7 fois la durée de la maladie a varié de 14 à 44 jours ; 5 fois, de 50 à 146 jours.

Trois faits militent donc en faveur de l'opium employé contre les retours de céphalalgie dans la période de résolution ou de résorption. Un quatrième fait, qui s'est passé depuis la clôture de la statistique de ce mémoire, vient protester contre cette conclusion ; le voici avec détail :

MÉNINGITE CÉRÉBRO-SPINALE, COMATEUSE AU DÉBUT, CÉPHALALGIQUE ENSUITE ; IN-SUCCÈS DE L'OPIUM ADMINISTRÉ CONTRE LA CÉPHALALGIE DE RETOUR. (Salle 29, n° 44.)

OBS. X. — Hennequiert, du 39ᵉ de ligne, âgé de 25 ans, quatre ans de service (un jour d'invasion), est apporté au Val-de-Grâce le 4 avril 1849 au matin, dans l'état suivant :

Décubitus latéral ; membres fléchis ; un peu de rigidité cervico-dorsale ; paupières occluses ; réponses nulles ; pupilles contractées à la lumière ; anesthésie ; point de contracture. La pression sur les apophyses épineuses ne semble pas douloureuse. Face pâle ; trismus ; apparence de sommeil naturel. (40 sangsues aux mastoïdes ; calomel, 1 gramme ; 12 ventouses ; sinapisme ; glace.)

Le 4 au soir, 50 puls. petites ; froncement des sourcils et plissement du front par intervalle. (40 sangsues.)

Le 5, agitation pendant la nuit ; divagations ; 50 puls. assez résistantes ; yeux intelligents ; point d'urines ni de selles. (D limonade, calomel, 1 gramme ; friction avec onguent mercuriel, 20 grammes sur les cuisses ; 30 sangsues ; sinapismes ; glace ; cathétérisme.)

Le 5 au soir, réponses lucides.

Le 6, nuit calme ; 65 puls. ; céphalalgie susorbitaire ; yeux très-sensibles à la lumière ; hyperesthésie générale ; saccades convulsives de tout le corps. (Vésicatoire à la nuque ; calomel, 1 gramme ; 20 grammes d'onguent mercuriel.)

Le 6 au soir, 75 puls. assez fortes ; douleurs lombaires ; un peu d'agitation dans la journée ; urine trouble ; trois selles.

Le 7, 85 puls. assez développées ; parole saccadée ; yeux encore brillants langue blanchâtre ; ventre souple. (Calomel, 1 gramme ; 30 grammes d'onguent mercuriel.)

Le 7 au soir, chaleur vive ; pouls développé à 80 ; céphalalagie lancinante très-intense ; paupières occluses ; yeux fuyant la lumière ; pupille moyenne. (20 sangsues ; sinapismes.)

Le 8, herpès labialis ; 75 puls. rapides ; point de chaleur ; céphalalgie frontale persistante pendant la nuit ; pas de sommeil ; urine volontaire, très-abondante ; quatre selles. (Calomel, 1 gramme ; 20 grammes d'onguent mercuriel ; sulfate de quinine, 1 gramme à la visite.)

Le 8 au soir, peau halitueuse ; pouls développé et martelant à 90 ; douleurs vives à la pression sur les apophyses dorsales et lombaires. (20 sangsues aux apophyses mastoïdes.)

Le 9, insomnie persistante ; céphalalgie et rachialgie lancinantes ; 80 puls.

dépressibles, sans chaleur; respiration profonde et suspirieuse. (Calomel, 1 gramme; 30 grammes d'onguent mercuriel; 1 gramme de sulfate de quinine pendant la rémission, à neuf heures du matin.)

Le 9 au soir, retour de la céphalalgie à midi; 85 puls. molles; gencives un peu gonflées. (Potion avec extrait d'opium, 1 décigramme.)

Le 10, sueur abondante; céphalalgie diminuée; rachialgie; 80 puls. larges. (Semoule pa.; calomel, 1 gramme; onguent mercuriel, 30 grammes; sulfate de quinine, 1 gramme.)

Le 10 au soir, 75 puls.; face naturelle; peu de céphalalgie; herpès nasal et labial croûteux.)

Le 11, insomnie; céphalalgie et rachialgie lancinantes; hyperesthésie des membres inférieurs. (Semoule; calomel, 1 gramme; 10 grammes d'onguent mercuriel; opium, 0,15.)

Le 12, peau halitueuse; pouls vif à 80; pellicules blanchâtres sur les lèvres, sur la face interne des joues et sur les gencives; un peu de céphalalgie et de rachialgie. (Semoule; eau gomm.; garg. acidulé.)

Le 13, on suspend les applications de glace sur la tête, qui causent une sensation désagréable au malade. Le pouls est assez vif, à 80; assoupissement léger pendant la nuit; céphalalgie et rachialgie modérées. (Panade; lait *id.*; garg. acidulé.)

Le 14, 90 puls. assez vives; langue grisâtre; quatre à cinq selles depuis deux jours; douleurs vives à la pression sur le trajet des nerfs sciatiques. (Soupe; verm.; riz gomm.; lait.)

Le 15, sommeil léger; céphalalgie moindre; langue blanchâtre; pellicule blanchâtre des gencives; cinq selles; 80 puls. (Potion opiacée, 0,05; un demi-lavement opiacé et amylacé; lait *id.*; potion vineuse.)

Le 15 au soir, pouls variable entre 60 et 80, un peu irrégulier.

Le 16, insomnie; douleur lancinante frontale et occipitale; pouls ondulant à 80; une épistaxis; inspirations profondes; six selles. (Soupe verm. pain; potion opiacée, 0,1; deux demi-lavements amylacés opiacés.)

Le 16 au soir, 96 puls. sans chaleur. (Potion opiacée à 0,05.)

Le 17, sommeil bon; facies naturel; un peu de clignotement des paupières; yeux moins sensib'es à la lumière. (Q. bouillon; pomme cuite; lait *id.*; pot. op., 0,1; deux demi-lav. amyl. op.)

Le 17 au soir, 80 puls.; langue grisâtre; anorexie complète; presque plus de céphalalgie ni de rachialgie; rigidité et douleur cervicale à la pression; douleurs sciatiques provoquées. A six heures du soir, céhalalgie intense.

Le 18, sueur du visage; pas de céphalalgie; pupilles dilatées; épistaxis; urine peu colorée, abondante; trois selles. (Bouillon; riz gomm.; lait *id.*; pot. gomm.; compresses froides.)

Le 19, sueur du visage abondante; 80 puls. rapides; trois selles; urine toujours abondante.

Le 19 au soir, céphalalgie frontale très-intense et lancinante; paupières abaissées; toux légère; 90 puls. vives; respiration bonne à droite, un peu obscure à gauche.

Le 20, prurit très-violent à la tête et au bras; réponses difficiles; peu de céphalalgie; un peu d'anesthésie. (Bouillon 00 c.; lait *id.*; trois vésicatoires aux cuisses et au cou.)

Le 20 au soir, décubitus dorsal; réponses nulles; paupières entr'ouvertes; yeux immobiles; pupilles moyennes non contractiles; anesthésie très-prononcée; 85 puls. martelantes ou faibles par intervalle; urine involontaire; petits cris plaintifs hydrencéphaliques.

Mort le 20, à huit heures du soir.

Nécropsie trente-six heures après la mort.

Crane. — Cerveau. — Pâleur générale; sécheresse et dépoli de l'arachnoïde à la face convexe antérieurement.

Pas de liquide dans les fosses cérébelleuses; exsudation sous-arachnoïdienne peu considérable, d'un jaune verdâtre en arrière du chiasma et sur le vermis supérieur. La pie-mère qui enveloppe cette exsudation a une consistance remarquable.

40 grammes de sérosité trouble, rougeâtre, dans les ventricules latéraux, avec flocons purulents à gauche, parois ventriculaires d'un blanc mat, parcourues par de larges arborisations veineuses; ramollissement de la substance cérébrale dans la corne postérieure, à la cloison des ventricules, ainsi qu'aux piliers antérieurs et postérieurs.

Moelle. — Rien de notable en avant. Sur la face postérieure, injection notable de la portion cervicale. Le dépôt de pus commence au bas de la région cervicale et prédomine à la région dorsale. Sur le bulbe lombaire, il n'y a qu'une injection très-fine qui se prolonge sur les nerfs de la queue de cheval. L'épaisseur de l'infiltration purulente de la pie-mère dans la région dorsale est d'un demi-millimètre. Consistance remarquable de la moelle.

Abdomen. — Psorentérie fine au jéjunum et dans le duodénum, plus marquée au commencement de l'iléum, devenant presque confluente à la fin de cette portion d'intestin.

Rate friable, augmentée légèrement de volume, ecchymosée et piquetée sur la coupe.

Thorax. — Congestion séreuse à la partie postérieure du poumon droit. Dans la face, dans le cœur, dans les gros vaisseaux, *sang entièrement liquide.*

Au demeurant, les faits qui précèdent ne sont point défavorables à l'opium; ils prouvent au moins qu'il n'a pas contribué à la mortalité. De nouveaux essais devront être tentés, quoiqu'on éprouve une certaine hésitation à prescrire l'opium, en présence des symptômes d'une inflammation

des méninges, chez des sujets pour la plupart jeunes et pléthoriques, et
sous l'imminence ou sous le poids d'une exsudation purulente dans la pie-
mère cérébro-spinale. La violence de l'affection, son apparence phlegmo-
neuse, la force et l'âge des malades, la turgescence de la face, la plénitude
et la roideur qu'offre souvent le pouls, la nécessité d'une intervention
prompte et énergique, sollicitent presque irrésistiblement le médecin à
l'emploi des émissions sanguines, et pour que celles-ci soient décidément
rejetées sur le second plan de la thérapeutique de cette maladie, il faudra
contre leurs résultats et en faveur d'autres médications des statistiques et
des expérimentations plus larges, plus complètes, plus détaillées que celles
qui ont été publiées jusqu'à présent.

Les rémissions, et quelquefois l'intermittence parfaite des phénomènes
de la méningite, ont dû sembler à tous les observateurs une indication
souveraine pour l'administration du sulfate de quinine; quelques médecins,
sur la foi de ces fluctuations bien connues de la symptomatologie arachni-
tique, sont allés jusqu'à la confondre avec les fièvres pernicieuses. Quoique
ce médicament eût échoué contre la méningite épidémique qui a régné dans
quelques pays marécageux (Aigues-Mortes), nous n'avons pu nous défendre
de quelque espoir en l'employant dans des cas où l'intermittence était tran-
chée ; or voici nos résultats : dans 19 cas où nous avons prescrit le sulfate
de quinine (de 5 décigrammes à 1 gramme 1/2), la guérison a eu lieu 13
fois. Sur ces 13 malades, un seul l'a pris avec avantage au début. Donné
7 fois au début, il n'a pas exercé d'influence appréciable sur la marche de
la maladie ni sur l'intensité des symptômes. 3 fois il a réussi à modifier, à
amortir graduellement les paroxysmes de cette céphalalgie *redux* qui vient
compromettre des convalescences déjà commencées, et qui, si elle n'est
arrêtée, conduit inévitablement à l'hydrencéphalie par la répétition périodique des fluxions vers l'encéphale. Jamais le sulfate de quinine n'a mani-
festé l'efficacité franche, immédiate, décisive, qui le rend si précieux dans
le traitement des pyrexies périodiques.

Nos résultats d'observation et de statistique sont au moins négatifs pour
les vésicatoires. Sur 10 malades qui ont eu un vésicatoire à la nuque, 5 ont
guéri, 5 sont morts. Des 22 malades auxquels on a posé simultanément ou
successivement des vésicatoires aux cuisses et à la nuque, 11 ont guéri et
11 sont morts. Ici, comme dans le traitement d'autres affections graves, l'on
est donc amené à réfléchir sur la légitimité des souffrances additionnelles
du vésicatoire, sur le droit que peut avoir la médecine de susciter aux malades un surcroît de chances nuisibles (dégénérescence du vésicatoire,

pourriture d'hôpital, etc.), sans la certitude de les compenser par une égale somme de chances favorables.

Dans les convalescences lentes et endolories qui succèdent à la méningite, l'eau distillée de laurier-cerise et l'acétate de morphine ont souvent apaisé un reste de souffrance nerveuse et l'insomnie; le sous-nitrate de bismuth a mis un terme à des vomissements qui compromettaient la nutrition et épuisaient les malades ; le café rehaussait utilement les torpides; le vin aidait, avec une alimentation tonique, au rétablissement des forces ; les frictions stimulantes et l'usage de la flanelle sur la peau nue activaient la circulation tégumentaire en corrigeant la tendance au refroidissement.

En somme, la méningite cérébro-spinale est l'une des maladies les moins accessibles aux efforts de l'art : impuissance presque absolue dans les cas foudroyants; tâtonnement dans les cas ordinaires. Plus funeste que la fièvre typhoïde et le choléra, il est heureux qu'elle appartienne à la famille des petites épidémies, et qu'elle semble bornée dans sa puissance extensive; car depuis qu'elle est l'objet de nouvelles études (1839), elle n'a frappé que des groupes restreints de population sans jamais étendre ses ravages aux masses à la manière du vrai typhus et du choléra.

NATURE ET DÉTERMINATION NOSOLOGIQUE.

La nature d'une maladie se déduit de la cause qui l'engendre; et quand celle-ci échappe aux recherches directes, on est réduit à la présumer par un procédé d'approximation logique qui consiste à peser les affinités de cette maladie avec telle autre maladie mieux connue, sous le multiple rapport de l'étiologie, des symptômes, des altérations cadavériques et des résultats de traitement. A l'aide de ce parallèle, qui peut s'appliquer à plusieurs affections à la fois, on arrive à la détermination nosologique de celle qui constitue le problème proposé. Cette détermination n'en est, à la vérité, qu'une solution provisoire; mais là où les faits s'arrêtent, la science n'a plus que l'examen et la discussion des analogies.

1° L'investigation étiologique n'a rien fourni pour l'élucidation de la nature des méningites cérébro-spinales : le froid et le chaud, la pluie et le soleil n'y font rien. Notre statistique générale présente, comme on l'a vu, deux maxima qui correspondent aux plus grandes chaleurs de l'été et aux premiers froids de l'hiver. Dans les épidémies antérieures, on a vu la méningite sévir en hiver, en été, plus fréquemment au printemps. M. Broussais insiste sur l'influence des premiers rayons du soleil printanier, agissant sur les corps prédisposés des jeunes soldats, et il croit expliquer ainsi la prédominance de la maladie en cette saison, qui est avec l'hiver l'époque d'arrivée des jeunes recrues. Si cette influence est décisive, pourquoi ne produit-elle point tous les ans le même effet ? — Nous en dirons autant du régime alimentaire, de l'état moral des hommes, des exercices, des conditions d'âge et de constitution. Cet ensemble de causes est permanent dans l'armée ; la méningite n'y est qu'un accident. M. Broussais fait valoir les fatigues musculaires suivies de refroidissement ; or, pendant et après les combats de juin, les troupes ont eu à subir de grandes fatigues, bivouaquant dans les rues, couchant sur les trottoirs, exposés aux intempéries, aux alertes, aux agitations d'un service incessant de jour et de nuit, et c'est à la suite de ces dures journées que la méningite a diminué de fréquence et de léthalité. (Voir plus haut les tableaux statistiques.)

L'encombrement, c'est-à-dire l'infection miasmatique, a été signalé, comme la cause de la méningite, et expliquerait par conséquent sa nature. Cette opinion est celle de MM. Faure, à Versailles, Tourdes, à Strasbourg, Gasté, à Metz, Martin, à Laval, Paul, à Perpignan, Malapert, à Bayonne, etc. Le peu d'extension que la méningite a pris dans la garnison de Paris n'a point permis d'y vérifier la juste part de cette cause ; toutefois il importe de noter que l'encombrement est depuis 1830 la condition à peu près constante des habitations militaires à Paris, et c'est la première fois que la méningite s'y montre avec quelque énergie. En 1837, le 9ᵉ régiment de ligne, venu de Rochefort où il avait été maltraité par les fièvres, dut à cet antécédent et à l'encombrement de ses chambrées une aggravation de maladies et de mortalité qui motiva une enquête ; il avait d'ailleurs reçu beaucoup de recrues à Paris : point de méningite ; il y a plus : la formation de l'armée de Paris a nécessité l'occupation des casemates, dont plusieurs ont été encombrées, à ce point que les lits se touchaient et ne pouvaient être roulés ; on eût dit une expérience expressément instituée pour mesurer la valeur étiologique de l'encombrement dans la méningite. Or les casemates ne nous ont envoyé que 3 cas de cette affection. Avant d'admettre, avec M. Tourdes, que le même miasme, modifié dans sa nature et ses effets par des circonstances qui nous échappent, produit ici le typhus, là les méningites cérébro-spinales, que l'on nous explique pourquoi, sous l'empire de conditions identiques et persistantes, tantôt ce miasme prend naissance, tantôt il ne se développe point ; que l'on nous explique surtout pourquoi la méningite n'apparaît qu'à de longs intervalles dans l'armée, qui est soumise à une invariable uniformité d'influences, et pourquoi elle circonscrit, elle suspend indéfiniment ses ravages quand les causes auxquelles on l'impute sont générales et continues.

2° On a posé la question de la méningite entre l'inflammation et le typhus.

Les arguments en faveur de la première opinion peuvent se résumer ainsi :

Constitution forte, tempérament sanguin ou lymphatico-sanguin de la plupart des sujets atteints ;

Intervention de quelques causes secondaires, irritatives, telles que les excès d'alcool, l'insolation, l'épuisement cérébro-rachidien par les exercices et les fatigues musculaires, l'action du soleil au printemps, etc. ;

Le siége de la maladie dans la pie-mère et dans le feuillet viscéral de l'arachnoïde ;

La production du pus, car qui dit suppuration dit phlogose ; et après le pus, les pseudo-membranes, les opalescences et épaississements de l'arach-noïdes, le plasma gélatiniforme qui infiltre la pie-mère, les traces de vascularisation morbide des enveloppes du cerveau, de la moelle ; parfois l'extension de la phlogose à la pulpe cérébrale elle-même, comme dans l'observation de M. Tholozan ;

La correspondance exacte des symptômes et des lésions : période d'excitation, expliquée par la fluxion sanguine sur le cerveau à travers la pie-mère, qui est comme son crible vasculaire ; période de collapsus et de coma, quand il y a compression : le tout se passant ici comme dans les expériences de M. Magendie sur le rôle du fluide cérébro-spinal (Broussais, p. 201). Quand moelle et cerveau reprennent leurs fonctions, c'est qu'ils se sont habitués à la compression lente ou que la résorption des produits épanchés a déjà commencé.

Les saignées ont une efficacité merveilleuse, dès le début, contre les prodromes, et leurs succès sont encore incontestables dans la période d'excitation. (*Ibid.*)

Enfin la méningite sporadique ne ressemble à l'épidémique que par son siége, par ses symptômes, par l'insuccès du traitement : d'où M. Forget conclut qu'elle n'est pas plus spéciale dans l'une des circonstances que dans l'autre.

Aux faits et assertions qui précèdent, nous répondons :

Les caractères tirés de la constitution individuelle, et le mode d'action probable de quelques causes accessoires ou prédisposantes, sont ici sans valeur. L'érysipèle phlegmoneux frappe les forts et les faibles ; la résorption

purulente et la fièvre puerpérale n'épargnent aucune individualité, et cependant quoi de plus irritant qu'une amputation ou qu'un accouchement ?
et qui soutiendra qu'une épidémie de fièvres puerpérales, que la diathèse
purulente qui sévit collectivement sur les blessés d'un hôpital, ont pour
essence l'inflammation ?

Le siége anatomique d'une maladie n'indique pas rigoureusement la
limite de sa sphère d'action et de développement dans l'organisme ; d'ailleurs, l'altération cadavérique peut être cause ou effet. L'inflammation de
la pie-mère explique-t-elle la présence du pus dans les articulations, quelquefois dans d'autres séreuses ? Si rares que soient ces faits, ils veulent entrer comme éléments positifs dans la notion que l'on se fait de la méningite ; il en est de même des éruptions que M. Broussais passe presque sous
silence, pétéchies, sudamina, taches lenticulaires, etc., et du développement de l'élément folliculeux de l'intestin dans les deux tiers des cas. Cette
dernière altération semble le signe anatomique commun de plusieurs groupes
pathologiques, véritables endémies de l'armée, et que celle-ci fomente et
colporte dans ses masses ambulantes, à travers les années et les garnisons :
fièvres éruptives, fièvres typhiques, signe que l'on retrouve dans le groupe
de maladies que l'on doit appeler pyohémiques, caractérisées par la profu-
sion ou la dissémination du pus dans l'organisme : infection purulente,
péritonite puerpérale, érysipèle phlegmoneux, etc. Quant aux rapports de
ces groupes entre eux, ils échappent à notre appréciation : mais le fait de
leur prédominance dans l'armée est démontré par l'observation de tous les
grands hôpitaux qu'elle alimente.

Ce n'est pas tant la multiplicité des lésions qui annule ici les inductions
de la médecine localisatrice, que la rapidité de l'étendue et la pyogénie.
M. Jacquemin a rencontré le pus au bout de cinq heures chez un détenu
de la Force ; nous l'avons constaté chez un homme qui avait été apporté
dans l'agonie ; et si le rapport entre lésions et symptômes est exact, le coma
initial des méningites foudroyantes fait supposer l'instantanéité de l'exsudation purulente, puisqu'on la trouve après la mort. Dans quelle phlegmasie légitime les phénomènes offrent-ils cette précipitation ou cette inversion ?

Les saignées, qui, suivant M. C. Broussais, font merveille contre les prodromes, pourraient bien n'avoir été pratiquées que dans des cas de simple
hypérémie, de pléthore, de courbature ; les renseignements manquent.
Quant à leur utilité dans la première période de la méningite, c'est affaire de
statistique ; on a vu ce que donne la nôtre, et celle de M. Forget, et la

statistique générale de M. Broussais. Deux mots la traduisent : impuissance et doute. L'état couenneux du sang fourni par les saignées, caractère que nous avons noté nous-même, ne prouve qu'une chose : c'est que la fibrine s'accroît dans la méningite ; mais n'a-t-on pas signalé récemment le même phénomène dans le scorbut ? ne l'avons-nous pas constaté dans les pneumonies pétéchiales et catarrhales de l'hiver de 1848-1849? Pringle ne l'a-t-il pas indiqué dans la fièvre d'hôpital ou de prison (1), et Hildenbrand, après Lind et Milmann, dans la période initiale du typhus (2)?

Symptômes, lésions, résultats de traitement, conspirent contre l'hypothèse de l'inflammation appliquée péremptoirement à la méningite cérébro-spinale, et fournissent les indices non équivoques d'une spécialité pathologique. L'inflammation intervient ici comme dans la variole, comme dans la péritonite purulente, comme dans la formation des abcès métastatiques ; elle est l'un des ressorts du mécanisme pathogénique, elle ne le constitue point.

La maladie qui nous occupe appartient-elle à la famille des typhus ? En est-elle une variété, une forme anatomique ? Cette opinion, renouvelée de nos jours, est fort ancienne ; elle procède de l'antique doctrine de l'élimination des matières morbifiques : « *Natura enim hoc pacto turbata, humores adhuc crudos existentes expellere qua data porta, cogitur ; atque adeo nunc in cerebri meninges, impetu fertur materia febrilis, indeque phrenitis nascitur ; nunc ad membranam costas succingentem idem malum adpellit, ex quo pleuritis oboriri solet* (3). » Pringle, parmi les résultats de dix autopsies très-incomplètes de fièvre d'hôpital, mentionne une fois l'existence d'une matière purulente dans les ventricules du cerveau et sur la partie supérieure du cerveau. Deux autres soldats, qui succombèrent à la même affection, offrirent, le premier un abcès de la grosseur d'un œuf dans la substance du lobe antérieur droit du cerveau, et l'autre un abcès de matière fluide et ichoreuse dans le cervelet ; il ajoute que les suppurations dans le cerveau ne furent pas constantes, tandis que les intestins lui parurent plus particulièrement sujets à se mortifier. (*L. cit.*, t. II, chap. VII, § IV.). Hildenbrand (*l. cit.*, p. 161) rencontre cinq fois ce qu'il appelle la suppuration du cerveau ou les abcès du cerveau et de ses enveloppes, et il les rattache à la terminaison mortelle du

---

(1) MAL. DES ARMÉES, t. II, p. 91.

(2) Trad. de M. Gasc, 1811, p. 42.

(3) Sydenham, OP. OMNIA, sect. sexta, cap. III, *Pleuritis.*

typhus par apoplexie humorale. En 1813, M. Arnould observe à l'hôpital de la Marine de Brest quelques cas où, avec les symptômes du typhus régnant coexistent certains phénomènes d'un caractère particulier, tels que céphalalgie assez violente pour arracher des cris aux malades, trismus, roideur du cou, renversement de la tête en arrière, extension du tronc, etc. A la même époque et dans les premiers mois de 1814, M. Comte (de Grenoble) est conduit à établir, parmi les typhiques qu'il traite, deux catégories, les uns avec tétanos et les autres sans tétanos. La thèse de M. Biett (1814) contient quatre observations de même espèce qu'il rapporte à la frénésie aiguë. En 1815, M. Rampont distingue, dans la foule des malades atteints de typhus qui remplissent l'hôpital de Metz, quelques sujets qui meurent avec les symptômes décrits par M. Biett, et chez qui l'autopsie révèle l'infiltration séro-purulente de la pie-mère cérébro-spinale. C'est M. Gaultier de Claubry (1) qui, le premier depuis cette époque, a repris et discuté ces faits ; mais évidemment les affinités symptomatologiques ont plus arrêté son esprit que les résultats des autopsies, si peu nombreuses ou si peu détaillées jusqu'à la réapparition de la méningite cérébro-spinale à Versailles en 1839. Est-il besoin d'ajouter que M. Gaultier de Claubry fait entrer les faits rapportés par MM. Comte, Biett, etc., dans le cadre un peu élastique des formes diverses du typhus, imitant en cela Hildenbrand, qui n'a rien laissé à faire sur cette affection aux écrivains qui se plaisent aux exercices de synthèse nosologique ? M. le docteur Faure-Villar, dont l'excellent travail a ouvert la série des recherches exactes sur la méningite épidémique, conclut à l'idée de phlegmasie avec altération du sang, et comme Sydenham, il accuse l'aberration de l'effort éliminatoire (2). Presqu'en même temps (1839-1841), la même maladie régnait à Naples sous la dénomination de *typhus convulsif, typhus apoplectico-tétanique*. En 1844, M. Tourdes publia sa remarquable description de l'épidémie de Strasbourg, qu'il considère « comme une espèce de typhus cérébral produit par un miasme dont l'action élective se porte sur la pie-mère cérébro-spinale. » Tels sont l'origine et le développement de l'idée *typhus*, appliquée à la méningite cérébro-spinale épidémique.

Y a-t-il indentité ou confusion ?

Pour ceux qui admettent l'indentité du typhus et de la fièvre typhoïde,

---

(1) De l'identité du typhus et de la fièvre typhoïde, Paris, 1848.

(2) Hist. de l'épid. de méningite, etc., observée a Versailles, 1848, p. 128.

le problème semble résolu, et c'est pourquoi nous sommes surpris des efforts que fait M. Gaultier de Claubry pour relier la pyogénie sous-arachnoïdienne aux manifestations ou métastases du typhus. Qui donc a jamais rencontré la suppuration de la pie-mère cérébro-spinale dans la fièvre typhoïde? Celle-ci règne à côté de la méningite ; les deux maladies ne se confondent ni par leurs symptômes ni par leurs lésions typiques ; leur marche, leurs complications, leurs tendances diffèrent : dans l'une, les troubles digestifs sont en saillie; dans l'autre, ceux de l'encéphale ; dans celle-ci, l'allure lente est l'exception ; dans l'autre, la règle. Dans la fièvre typhoïde, la lésion folliculeuse a une importance certaine, elle parcourt des phases diverses auxquelles se rapportent les descriptions de gangrène intestinale, d'intestins corrompus, enflammés, etc., dont abondent les histoires de typhus épidémique; dans la méningite, elle n'est ni aussi constante ni aussi prononcée ; elle ne dépasse qu'exceptionnellement le simple degré de la congestion ou de l'hypertrophie. La fièvre typhoïde tend à l'ulcération, la méningite à la pyogénie. La convalescence des typhoïdes périclite suivant l'état des voies digestives, et c'est de là surtout que proviennent les rechutes ; dans la méningite, les convalescences lentes ont coïncidé avec l'hydropisie ventriculaire, et c'est de l'encéphale que dérive l'imminence des rechutes. Ainsi les deux maladies oscillent, si l'on peut ainsi dire, entre deux pôles opposés, et ne se rapprochent que dans un certain nombre de cas par un croisement d'accidents cérébraux et de troubles digestifs. Le typhus, n'étant qu'une forme plus extensive et plus énergique de l'affection typhoïde, reproduit les mêmes oppositions, quoiqu'en raison de la rapidité de sa marche il ne comporte pas toujours une évolution aussi complète de la lésion intestinale (1).

Quant à ceux qui considèrent le typhus comme une maladie distincte de la fièvre typhoïde, ils éprouveront moins d'embarras à rapprocher de lui la méningite cérébro-spinale, et s'ils réussissent à démontrer l'identité de ces deux maladies, ils auront en même temps réfuté celle du typhus et de la fièvre typhoïde; car, nous le répétons, on ne saurait confondre la méningite cérébro-spinale épidémique et la fièvre typhoïde de nos hôpitaux militaires; tant de médecins militaires distingués qui ont observé simultanément l'une et l'autre et qui en ont fait l'objet de leurs investigations minu-

---

(1) « La fièvre typhoïde et la méningite ont régné en même temps; les diffé
» rences entre ces deux affections étaient généralement trop tranchées pour
» qu'il fût possible de les confondre, etc. » (G. Tourdes, l. cit., p. 163 et suiv.)